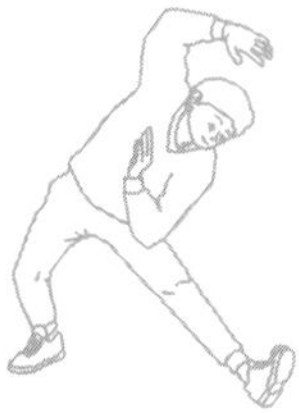

毎日楽しい氣の暮らし

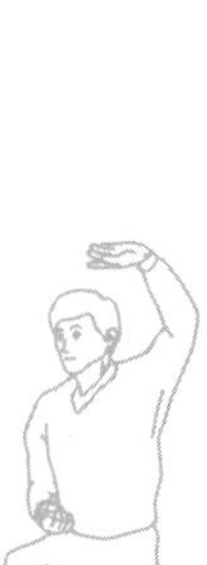

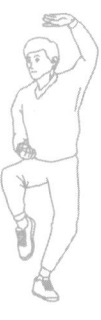

Matsumoto Yutaka
松本　祐

コスモ・テン

■第三回国際武術大会出場

1996年・中国・上海にて、
氣功の部で優勝。

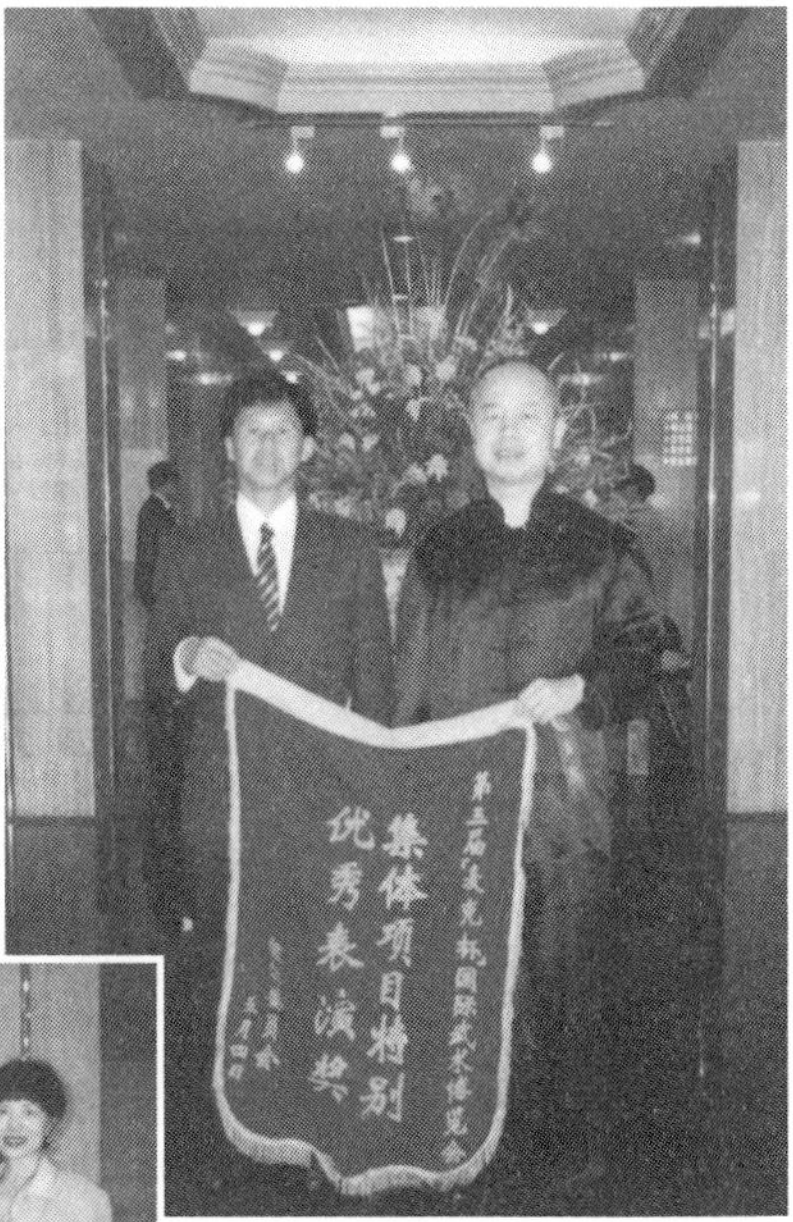

団体優勝旗と共に（著者右）。

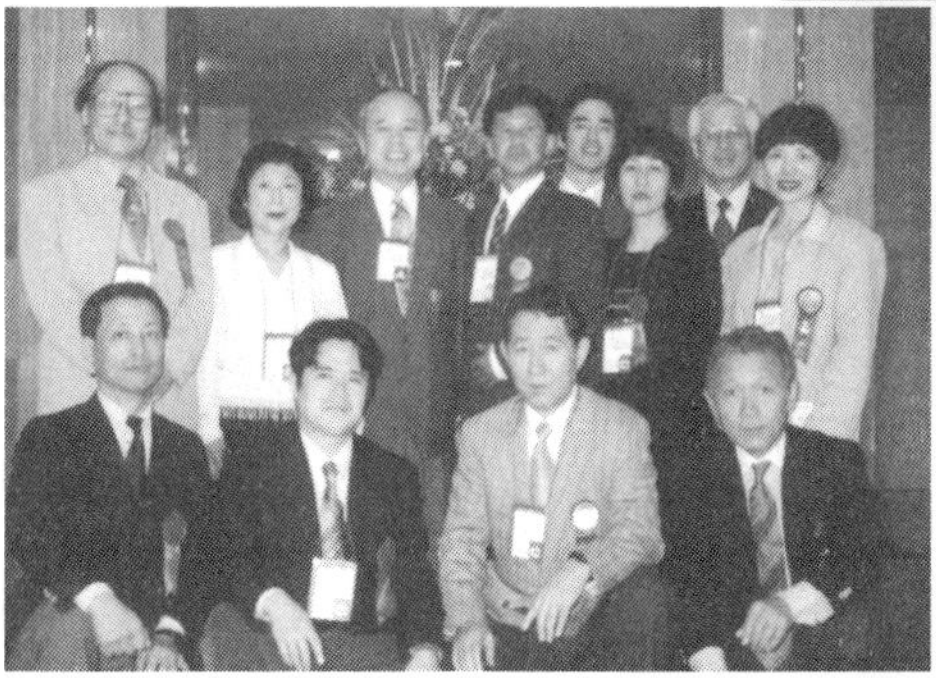

松本道場選手団（著者後列
左より3番目）。

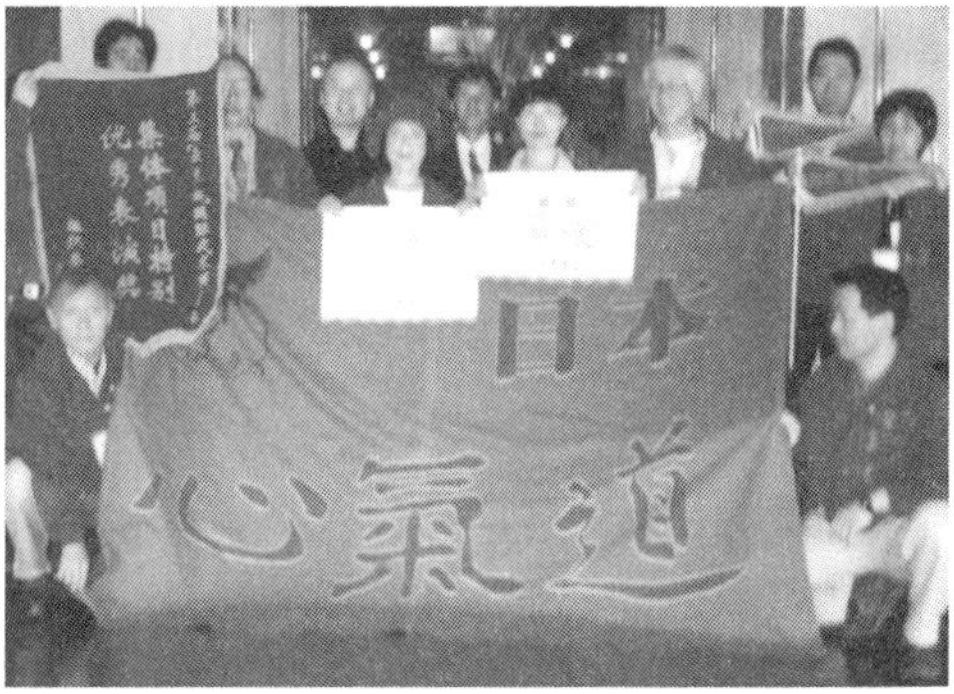

■赤外線サーモグラフィーレポート

氏　　名：松本　祐

被 験 日：1994年5月6日

被験内容：外氣発功中、印堂穴（眉間の中央）、丹田穴（下腹部）及び（労宮穴）手の平に現れた変化を赤外線サーモグラフィーにて測定。

被験過程：1. 被験者がリラックス状態で労宮穴、印堂穴、丹田穴から発功する。
2. 試験者は赤外線サーモグラフィーの測り先を被験者の発功部位（2メートル離れた所）に向かって動態を記録する。

テスト結果：発功中、被験者の労宮穴、印堂穴、丹田穴などにおける赤外線サーモグラフィーがはげしく変わり、以上の皮膚温の上昇がはっきりする。その中丹田穴（下腹部）は**2.77℃**上がり（6分間内）、印堂穴は**5.15℃**上がり（3分間内）、労宮穴は人さし指の先の皮膚温の上昇が一番はげしく、**7.39℃**も上がった（6分間内）。詳しい結果は図に示した。

以上結果の表明：

1. 被験者は外氣発功能力が著しく強い。
2. 被験者は発功中強い赤外線が伴っていた。

国立上海中医大学病院
氣功研究所

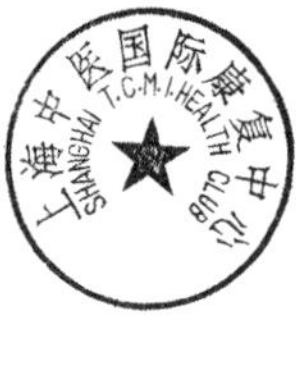

外氣の放射実験　於：上海中医大学病院　氣功研究所

測定を受ける著者

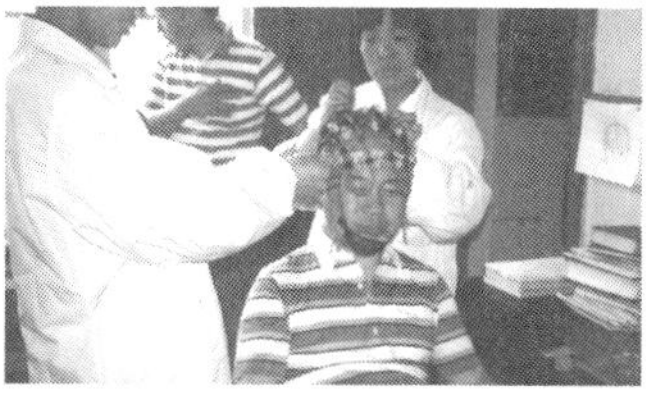

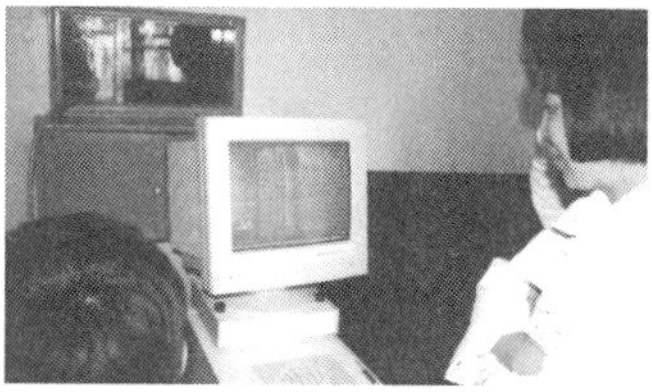

	発功前	発功後
労宮穴（手の平）	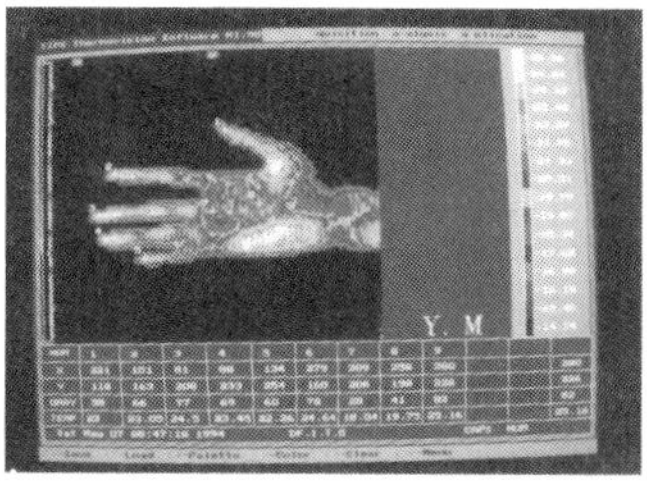	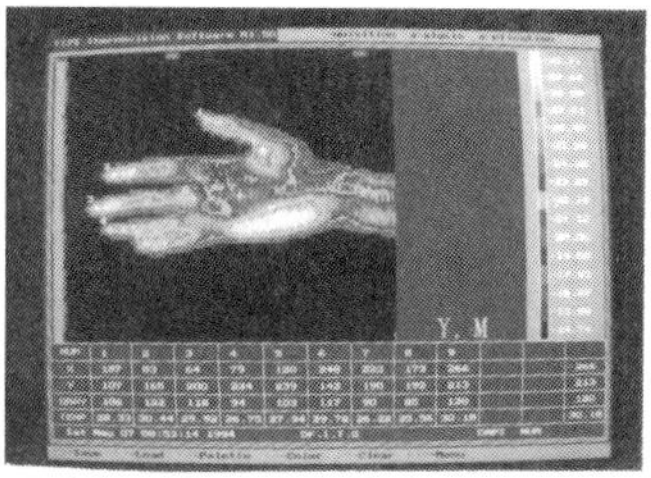 人さし指7.39℃上昇（6分間以内）
丹田穴（下腹部）	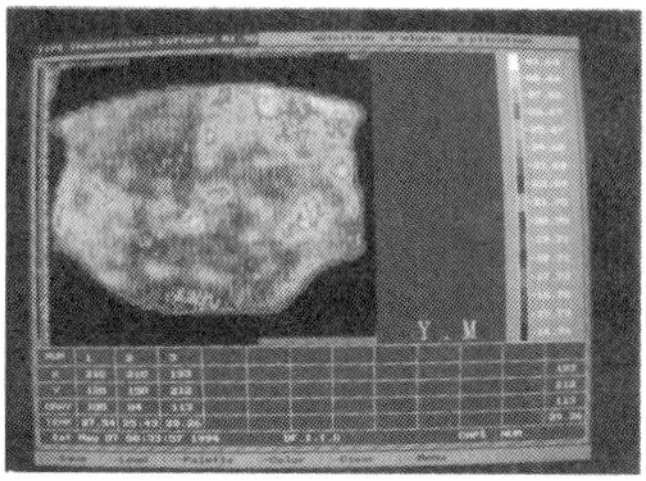	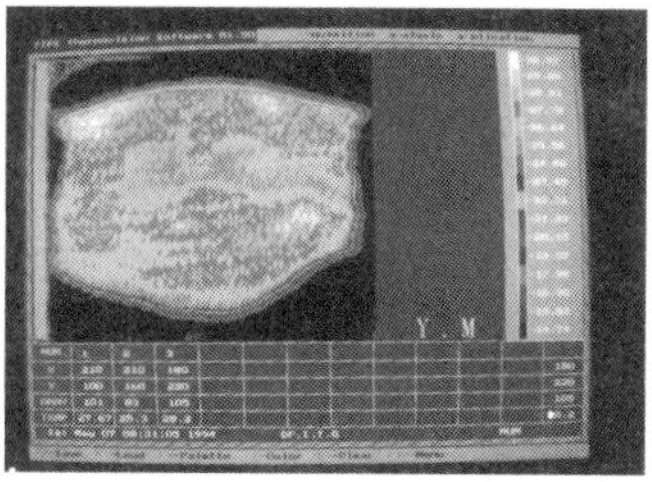 丹田2.77℃上昇（6分間以内）
印堂穴（頭部）	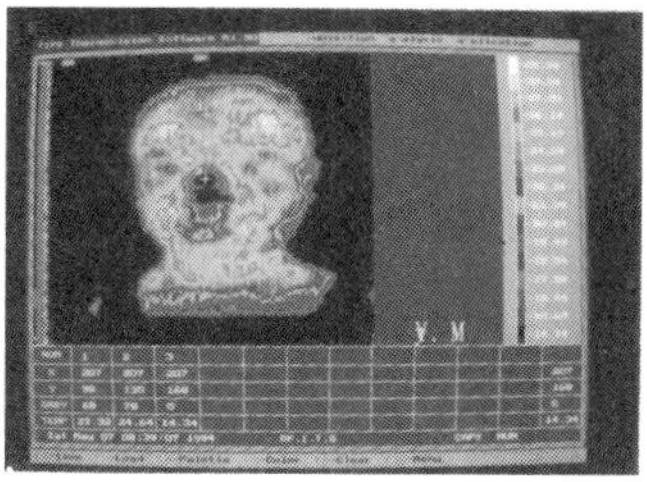	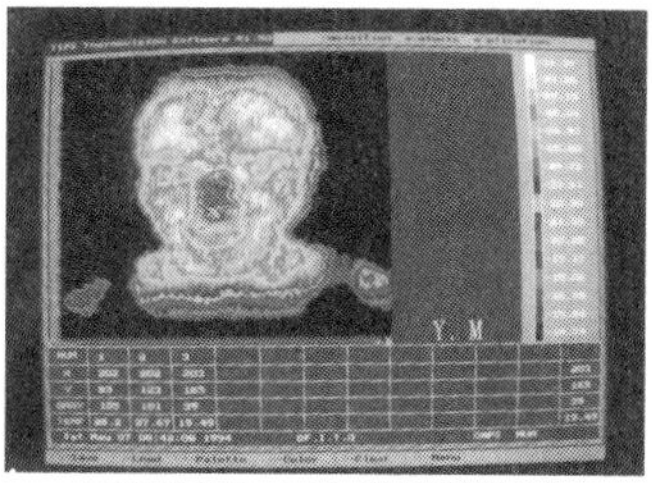 印堂5.15℃上昇（3分間以内）

■脳電図テストレポート

氏　　名：松本　祐　　　　　　国籍：日本　男性

被 験 日：1994年5月7日

被験項目：練功入静と発功テスト

練 功 前：脳電図が正常。α波のリズム、周波数9c/s、後頭部の波の振幅100uv、調節と調幅が良い。

練 功 中：脳電図によると、α波が広がって、そしてα波のパワーが上昇し、波の振幅が大きくなり、連続的に現れ、特徴のあるリズムは8.25c/s、特徴のある幅は156uv。

入静指標：入静深さは0.55、入静の強さは1.95（氣功研究所のやり方による）、α波の周波数が左へ移る量は0.75c/s。

一回目の発功

前頭部、側頭部に幅広い速波化が現れ、前頭部を主として波の振幅は発功前の50uvから150～200uvに上昇し、周波数は発功前の9c/sから18c/sに変わり、エネルギーが高度として集中されていた。

二回目の発功

脳全体に幅広い速波化の同調が現れ、リズムは17～19c/sに高度として集中されていた。

示唆の結果：

発功に付随して脳全体に高度として同調の動き、激しい放電、エネルギー高度集中して発射など現象が起こった。

国立上海中医大学病院
氣功研究所

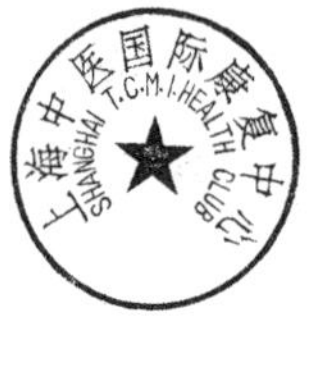

■脳波計測（脳電図）による外氣の発射（功）テスト

被験者：松本　祐

検査日：1994年5月7日

検査場所：上海市氣功研究所

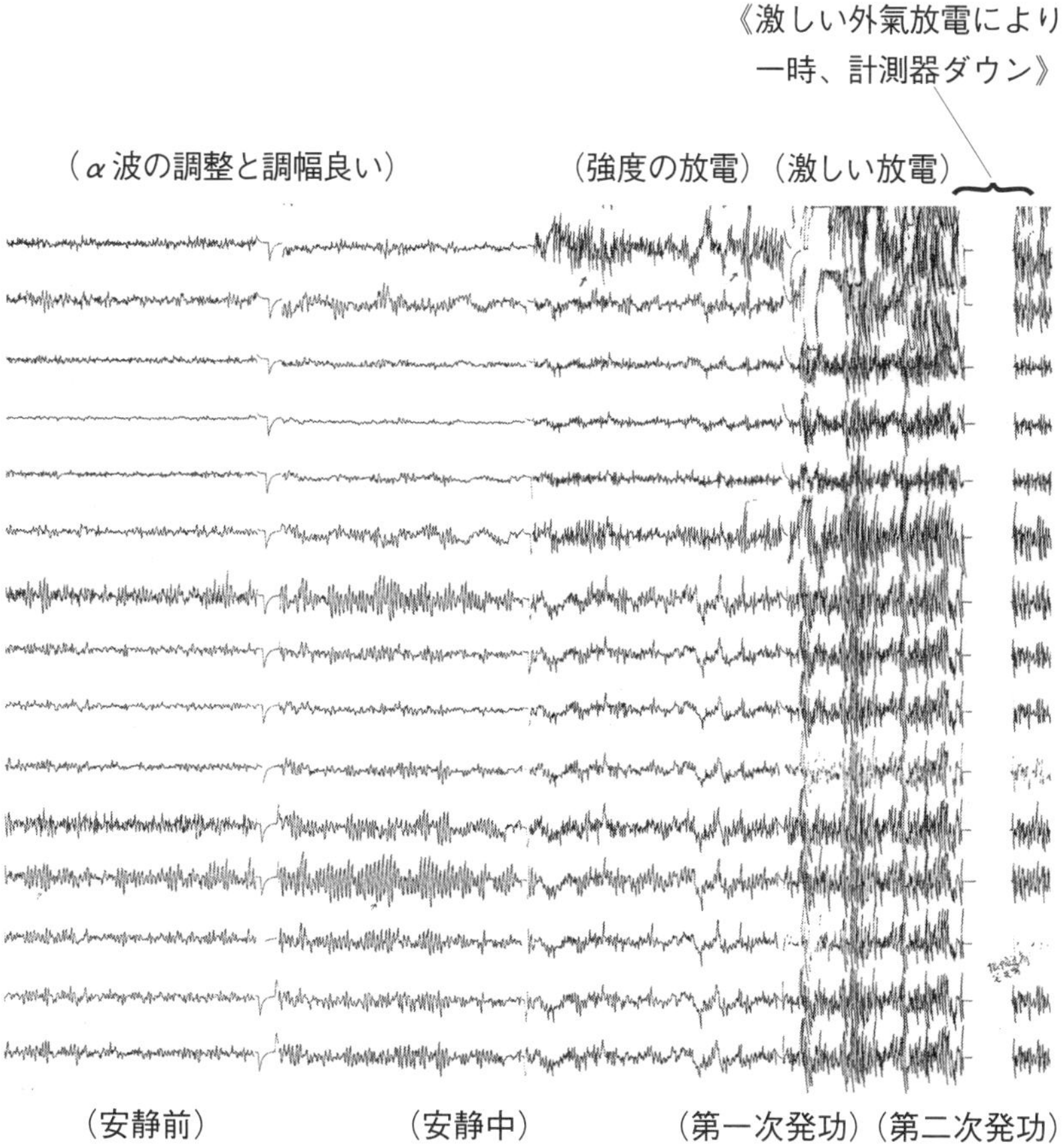

◎毎日楽しい氣の暮らし――目次

はじめに

現代のストレスばかりの社会では、心の問題がおいていかれています。何をやってもうまくいかないと嘆いている人がいます。人間同士の繋がりがうまくいかず、孤立していたり、家族、友人、同僚など身近な人たちと摩擦《まさつ》が生じていたりと、大きな悩みを抱えている人たちがたくさんいます。

そんなときには、一呼吸おくと気分も変わり、うまくいくこともあります。**〝コツ〟とは呼吸のことであり、〝長生き〟とは長く息をすることです。**水と空気は留まると腐ってしまいます。エネルギーも留まると腐ってしまうのです。家族、友人、人間との繋《つな》がりにも同様に交流が必要です。そんな真理を氣功は教えてくれます。いえ、自然に悟らせてくれると言った方が良いでしょうか……。

私は、十八歳で九州から出てきて事業を興し、ときには大変な経験をしました。人は常に不安と同居しています。どう生きるべきか未来は不確定なものです。しかし、私は氣功と出合い、健康、仕事、家庭に恵まれ、思いもしなかったほど運にも恵まれて、ここまで来ることができました。「類は友を呼ぶ」ではありませんが、回りの人間にも恵まれ、人生の近道を歩んで来られた感じです。〈氣〉とはだれもが持っている生命エネルギーです。身近なものとして、上手に生かして暮らすことができれば、だれもが楽しくて健康に暮らすことの源になってくれます。また、〈氣功〉によって、自分自身を見つめ直すことができ、心の修養として人格的な高みを目指すことも可能です。人と人の繋がり……友人、家族、社会、地球との繋がり、宇宙との繋がりを実感することができるようになってきます。

氣功は、陰陽五行。つまり宇宙観がベースにあります。宇宙の中の自分を見つめることにより、さまざまなものが大きな視野から見えてくるようになるのです。生命誕生の神秘、潮の満ち引きや宇宙とうまくかかわっていくと、整理され人としての境地、「真・善・美」が充実していくのです。

これまで大勢の人々に指導してきて、「もっと早く氣功に出合っていれば……」という声をたくさん聞きました。氣功を知れば知るほど弱い自分を強くすることができ、修行をすればするほど、心根の優しい自分を再認識し、精神面でのしなやかさ、幅の広さ、力強さを身につけていくことを感じられるようです。人に会うのが楽しくなり、食べ物がおいしくなり、見るものすべてが新鮮に……

……氣功はさまざまなことを教えてくれ、多くの良いことをもたらしてくれます。

さらに、氣功には健康増進や病気の治療効果の他に、さまざまな効力があります。

● 集中力が増し、仕事の能率が上がる。眠っていた能力が覚醒し、いろいろな分野の仕事に精

通したり、能力を発揮できるようになる。
● 体が疲れにくくなり、深く眠り、短時間の睡眠でも充分疲れが取れるようになる。
● 気持ちの切り替えが早くなり、些細《ささい》なことで一喜一憂しなくなる。また、判断力が優れてくる。
● インスピレーションが活発になり、すばらしいアイディアの溢れる人となる。
● 仕事がスムーズにいき、業績が向上する。

私自身を振り返っても、虚弱児だった自分が信じられないほど体が丈夫になり、経営者として、氣功家として、住宅のデザイン設計者として、また時折頼まれる講演者として超多忙な日々を送っていますが、自分自身を見失うこともなく、ただ淡々と、まるで時の流れが止まっているような、ゆったりした気持ちで毎日を過ごす幸せを感じています。

経営する会社の業績も、この不況の中であっても、お蔭様で自分でも目を疑うようなすばらしい結果をあげています。

その信じられないような（?）成果は、テレビ東京の人気ニュース番組『ワールド・ビジネス・サテライト』や『ニュース・アイ』をはじめ、新聞、雑誌、書籍などでたびたび取り上げらています。

この本は、私自身の体験に基づき、だれにでもできる氣功と幸せな出合いができるようまとめました。これからこの本の一ページをめくることが、あなたにとって新たな世界への第一歩となることを期待しています。

第1章 氣功ってなあに

1. 現代人の健康を脅かすストレス

会社の定期検診などで、四十歳代以上の人なら必ずと言っていいほど病気の一つや二つを指摘されるようです。

お医者さんはよく、「規則正しい生活をしてください。食事は、栄養のバランスを考えて取ってください。ストレスが原因ですから、できるだけストレスを避け、充分睡眠を取るようにしてください」と言います。

しかし、山の中ならいざ知らず、この都会の雑踏の中で生活しているわれわれにとって、それは無理な注文です。むしろ、「ではどうしたらストレスを避けられるのか」と、こちらが聞きたいくらいです。

ストレスは、単にノイローゼなどの精神的ダメージをもたらすだけではなく、心筋梗塞《しんきんこうそく》やガンなどの恐ろしい病気を引き起こすと言われています。

先日もテレビで国立ガンセンターの某医師が、ガンを予防する手段として次の三点を挙げていました。

①発がん性物質を避ける。
②ストレスやショックをできるだけ受けない精神構造にする。
③いつも若々しく暮らす。

①の発がん性物質は、なかなか避けることはできないまでも②③はストレスを本当に解消する手だてがあれば、大半のガンにかからなくてすむというのです。

こんなストレスを原因とする病気にとって、手術や薬物を主とした現代の西洋医学では、おのずと限界が見えてきます。また、薬害や病院内感染なども現代の抱える大きな問題と指摘されています。

そんな中で、自分たちの健康は自分たちで守らなくてはならないという機運が現代の〝健康ブー

中国の朝の公園風景

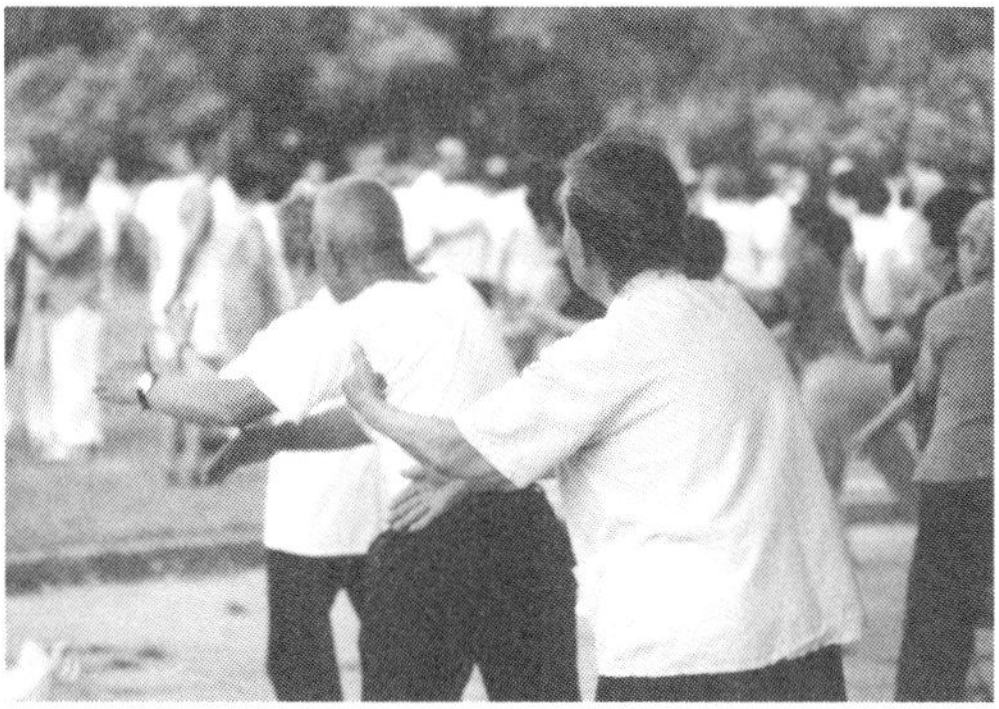

何千人もの人が、毎朝練習を繰り返している。

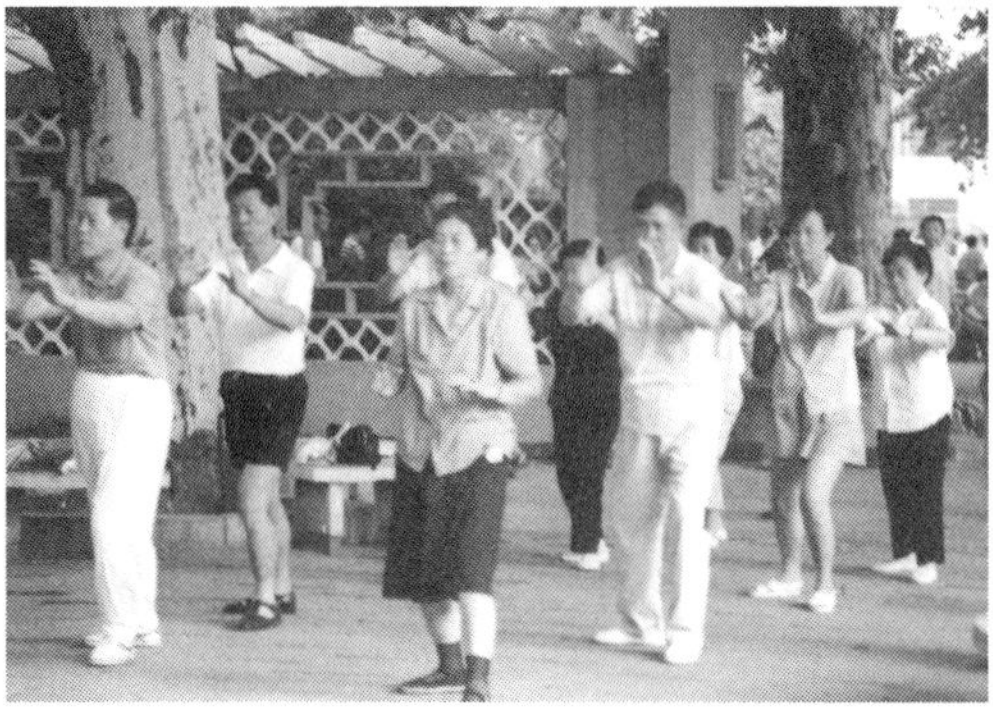

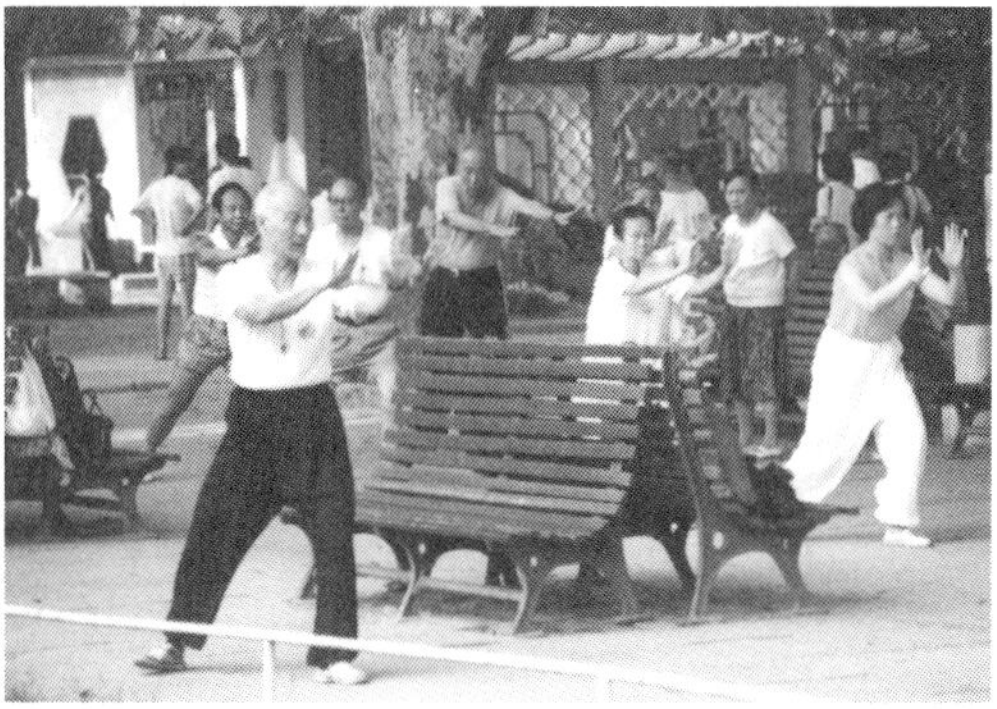

公園がそのまま氣功道場となり、多くの指導者を中心とした、いくつものグループがそれぞれの型を練習している。

ム〟であると言えます。

「氣功」ブームもその一つです。

私は、中国最大の国立中国医科大学である上海中医大学の氣功研究所をはじめとして、約十年間中国の各著名氣功師に師事し、氣功を習得しました。これからこの本の中で私自身が体験した〝本場の氣功〟をわかりやすく皆様にご紹介していきたいと思います。

中国では、公園という公園で、毎朝数百人、数千人単位で、氣功の練習をしています。主に年配の人が多いようですが、その熱心さは想像を絶するほどです。

- ガンが奇跡的に治った。
- 心臓病で手放せなかったニトログリセリンがいらなくなった。
- 血圧が下がった。
- 精神的ストレスを感じなくなった。

氣功を行って、さまざまな驚異的な成果が報告されています。

また中国国立病院には、氣功による内科、外科、整形外科、婦人科、泌尿器科、神経科などの専門の治療病棟があり、中国の人たちに大変人気があります。

2. わが国の氣功

わが国で〈氣功〉がブームになった背景には、テレビや雑誌などのマスコミが、氣功を〝超能力現象〟として、また神秘的な存在として紹介したことが挙げられます。

- 真っ赤に燃える炭火を口の中に入れても、平然としている。
- 透視ができ、目隠しをしているのに文字が読める。
- 腕に針金を刺しても血が出ないし、痛みもない。
- 氣功師の首に鉄の棒をたたきつけると、鉄の棒のほうが曲がってしまう。
- 手で触らないのに箱の中のカードを動かしてしまう。
- ローソクの火を〈氣〉でゆっくりと消してしまう。
- 人を催眠状態にしたり、あやつり人形のように自在に動かしてしまう。
- 氣功師が〝外氣〟を出して治療すると、手足の不自由な人がたちどころに治り、歩き出してしまう。……などなど、あげればきりがない。

こうした超能力的な技や術も、氣功の一種ではありますが（一部にはインチキもあると聞く）しかしこれが氣功のすべてではありません。むしろ、そういうことばかりが脚光を浴びるのは、氣功の本当の目的が隠れてしまい、大道芸人的な技や術が氣功であるかのように誤解を招く困りものと言えます。

文字は目を開いて見ればいいし、口の中に火を入れなくても生活には困りません。ローソクの火を消すんだったら、息を吹きかければ簡単にすむことであるし、カードは手でカットすればいいのです。また、頭で石を割らなくてもハンマーを使えば簡単に割れるものであるし、むしろ、頭は石を割るためにあるものではなく、思ったり考えたり他に大切な用途は、いくらでもあるでしょう。

本来の氣功の目的は、もっと身近で人の役に立つものでなくては意味がないし、他に替えることのできない手段として、使えなければありがたみはありません。

一方、心霊療法に見られるように、〈氣〉を神秘化することによって新興宗教化しているところもあるようです。これは、氣功の解明や普及を阻害している、大きな要因でもあるのです。

教祖さまが手をかざすとたちどころに痛みがなくなったとか、病気が好転したとか、人生が変わる幸運に恵まれたとか……。ちょっとしたことまでも神秘化すると、それは大げさに伝わり、その恩恵にすがりたくなり、人は集まるものです。それをよいことに、弱みに付け込むように金儲けをするわけです。口コミによって、にわか信者が増える一方ですね。

健康ブームの一方で新興宗教のブームも盛んなものとなっているのは、そんな裏があるからでしょう。

3．私の出会った最初の仙人（氣功師）

もちろん私は、何かの宗教の信者でもないし、特定の宗教を信仰するというものでもありませんが、やはり朝夕は工事の無事を祈願して柏手を打つし、先祖の仏壇には毎日線香もあげています。いわゆる平均的な日本人です。

しかし、私は幼いときから、神秘的なものには大変興味を持っていました。例えば、本や時代劇の中に出てくるような、ヒゲを生やして痩せた老人が杖をついて立っているだけなのに、手も触れないで悪人を吹き飛ばしてしまうシーンにワクワクしていたりとか、柔道の三船十段が〝空気投げ〟と称して、これも相手を掴まず、手も触れず投げ飛ばしてしまう……。そんな光景を見ながら胸を躍らせていたものでした。

実際に私の育った九州にもそういう〝超能力〟を発揮する人がいました。私の父をはじめ村の人たちが、なかなか治らない病気を治してもらっていたのです。

私の父は戦後の混乱の中、栄養失調と重労働で肋膜《ろくまく》を患い、胸

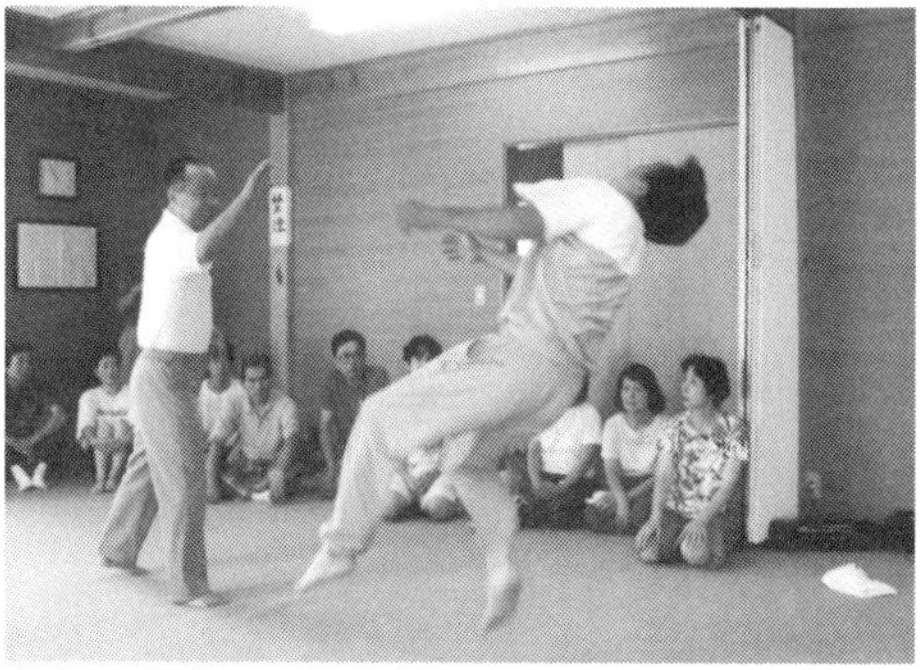

〈氣〉で人が飛ぶ（著者左）。

に水がたまって寝たり起きたりを繰り返していました。病院にもかかってはいたのですが、なかなか治りません。半年くらいしてから、ワラにもすがる思いで、その噂の祈祷師《きとうし》のところへ相談に行ったのです。すると、わずか半月くらいで、嘘のように水がたまることもなくなり、元気を取り戻し、仕事にも就けるようになりました。

子供心にも、なんてすごい人なんだろう！　とその祈祷師の神秘的な力に目を丸くしていたものです。後に中国へ氣功の研修に行ってはじめて、その〝不思議な力〟で病気を治したり、幸運を呼んだりする神秘の術も、ほとんどが氣功の一種であることがわかりました。

人間はもともと、潜在しているすばらしい能力を持っている。その能力は氷山の一角のように、数パーセントしか使われずに眠っているのですが、この潜在能力をうまく引き出すことができれば、超能力とも思えるようなすばらしいことを可能にできるわけです。病気を奇跡的に治したりすることも同様です。

中国で老師に聞いたところ、チベットのラマ教では、氣功の術を使い、信者を自在にあやつっている人がいるといいます。教祖は優れた氣功の達人であり、その術で病気を治したり、幸せにしてあげたり、運までも変えてしまうことができるというのです。しかし、教祖はその術を信者に一切伝えず、教祖の継承者だけが秘伝の術として受け継いで神秘化しているそうです。

日本の新興宗教の教祖たちの大半も、この氣功により〝奇跡〟を起こしていると思われます。実際に、わが国でもまだまだ〈氣〉の世界を神秘化して金儲けの手段にしている人たちが多いようです。

私が日本の先輩たちに指導を受けず、中国まで出かけて教えを請うたのも、氣功に付随する〝宗教的なわずらわしさ〟を敬遠したためなのです。

4. 氣功の歴史

〈氣功〉という言葉は、一般的には近年になってからよく耳にするようになった言葉なので、人によっては最近のものではないかと思っている人も多いようですが、実はその歴史は古いのです。

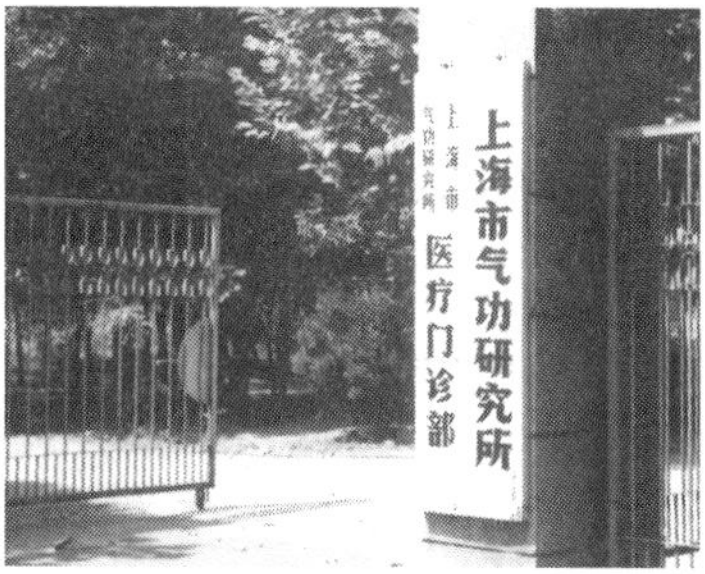

上海市氣功研究所、正門。

中国では、三千年以上の歴史があります。一九七二年「馬王堆の古墳」が発掘されましたが、その中には、もうちゃんと現代と変わらない完成された氣功の型を描いた図が見つかっています。二千年くらい前にすでに、そういった教科書が作られていたわけです。

わが国でも、神社で行われる巫女《みこ》の舞踏祈祷も氣功の始まりだと言われています。ですから、その歴史もとても古いことになります。しかし中国では普通の人たちの間に広く普及したものが、日本では一部の宗教者、いわゆる修験者《しゅげんじゃ》などの〝行〟として受け継がれただけで、一般には普及しなかったようです。

中国でも現代のようにブームになる前は、宗教的な迷信だとして冷遇されていた時代がありました。文化大革命の頃の一九六五年から一九七五年のことです。その間は氣功が全面的に禁止されていました。氣功師たちはやむをえず〝導引〟というそれまでの名称を変え、〈氣功〉という名で呼び、鍛錬を続けたわけである。ですから、今のブームは一九七八年以降まだ四半世紀くらいしか経っていないのです。しかし、それからの氣功の発展は目覚ましく、中国では国立の研究機関として、上海氣功研究所、北京氣功研究所が設けられています。科学によってメスが入れられたのです。このことを私は大変いいことだと思っています。〈氣功〉を一部の人のものとして神秘化するのではなく、科学的にその効果を解明し、人の役に立てることこそが重要だと思うからです。私は氣功を身をもって修練してみて、いまだ科学では解明されない部分も多くありますが、氣功は人類が持っている潜在能力を引き出す手段として、最もいい方法ではないだろうかと確信を深めるまでになっていきます。それほど氣功とは、魅力的なものなのです。

5.〈氣〉の科学的解明

〈氣〉の達人といわれる人から聞いた話ですが、老人が〈氣〉で飛ばされながら鍛錬していたら、骨粗しょう症で骨の中がスカスカだったのが、一年後にレントゲンを撮ってみると、その老人の骨は四十歳並の健康な骨に戻っていたということです。

私には〈氣〉の力を過大評価するつもりはありません。美化するつもりもありません。しかしこれは、私が実際に見聞きした事実です。同じような事例は、中国氣功を科学的に研究している国家プロジェクト、中国氣功研究所の中でもたくさんのデータとして残っています。

〈氣〉は、人間が出すエネルギーですから、環境やそのときの心理状態によって出る〈氣〉の種類や強さも違ってきます。中国氣功研究所では、最新の電子機器を駆使して、〈氣〉の解明に努めようとしています。

現在わかっている〈氣〉の種類としては、赤外線、遠赤外線、磁場、皮電線、筋電線、光子、光粒子、脳電波など、人や流派により、またそのときの体調や気分によって、出るものが違ってきます。同じ人ですら、体調や気分によって出る〈氣〉が違うのです。ここが人間のメカニズムの複雑なところであり、万物の霊長と言われるゆえんでしょう。

例えば、お正月などの時期はただでも気分がいい、おめでたい。そして仕事も休み、その上、楽しみにしていた仲間と過ごすことができる……。こんな気分が上向いているときは、人間はまた凄いエネルギーを出すことができるのです。

〈氣〉の鍛錬方法の一つに〝対氣組み手〟というものがあります。これは、相手と向かい合って半歩足を出し、手を胸の前まで軽く伸ばし、押し合うような格好をしながら相手と〈氣〉の交流を図るものです。この〈氣〉の交流も気分が上向いているときには、普段以上のエネルギーを出すこと

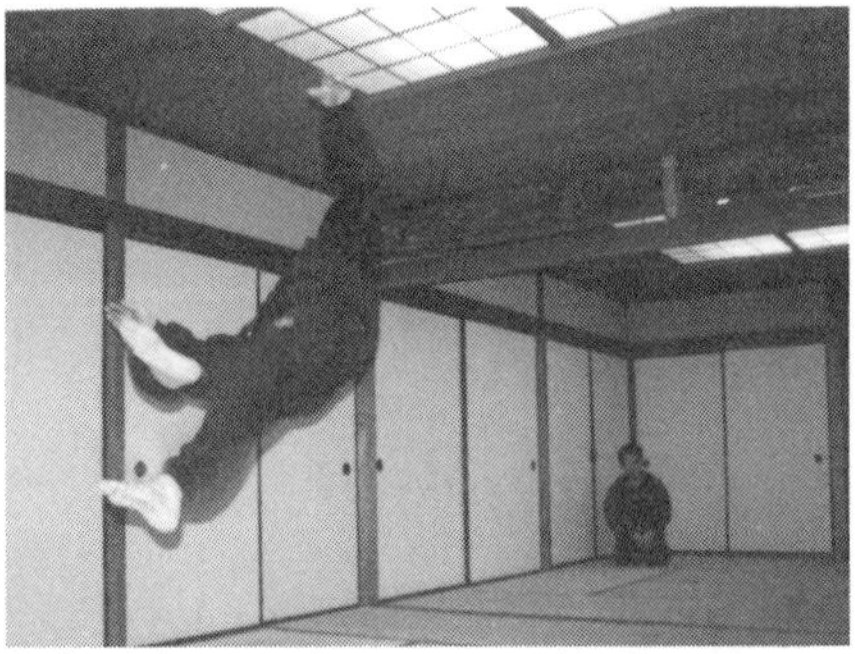

〈氣〉の放射による凄いスパークで吹き飛ぶ。

ができます。

最初は、体に触れて〈氣〉を送らなければならないのが、二、三メートル離れたところでも、凄いスパークをして飛んでいけるようになるのです。さらに七、八メートル離れたところから送っても、そのパワーは少し弱まるにしろ、同じように後ろへ吹き飛んでいきます。人間の生命エネルギーはなんと凄いものでしょうか！　これを驚異なる〈氣〉の力と言わずしてなんと言いましょう。

この生命エネルギーを悪用されることを思うと、恐ろしい気がします。私は、昔、夜中に人形に五寸釘を打って人を呪うことが平然と行われたことを思い出しました。以前なら私は迷信だと思い、相手にしなかったのですが、〈氣〉の修行を続けているうちに、そんなこともできたんだろうなと思うようになりました。

やはり〈氣〉は心の正しい者のみが修行できる行です。そして、人類の幸福のためだけの手段として活用されるべきものではないでしょうか。

今でも密教と呼ばれる宗派の一部には、そういう術を心得た人がいると言われていますが、ぜひ正しく用いてもらいたいものです。

6. 弱さを出せない日本人

ここからは少し氣功の本質についてお話ししていきたいと思います。

最近よく私のお弟子さんたちから、「新興宗教についてどう思いますか？」と聞かれることがあります。私は「どこそこの教祖がどうだこうだ、あそこの宗教がどうだこうだという前に、そこにしか救いを求めるところがなかった事実を、少し考えてみたらどうですか」と答えるようにしています。

わが国では心の悩みというものをなかなか表に出せません。意気地がない、根性がない、恥ずかしい……。悩みは自分の中で処理し、表には出さないものだとする風潮があるからです。これは多分長く続いた武家社会の思想の影響でしょう。サラリーマン社会では、そんな弱みをライバルに見せると、そのことが命取りになり、重要なポストから外され、出世街道からも外され、リストラの対象にされてしまう恐れさえあります。そのためだれにも相談できず、悩みや苦しみを抱え、ストレスにまみれて辛い毎日を送っている人は数知れないのです。そういう心の健康に対する配慮と対策が、わが国では大きく遅れをとっています。これにはまず時代背景を考えねばなりません。

十九世紀から始まった産業革命によって経済発展が続き、確かに物質的には恵まれ、また生活機能も格段に便利になってきました。しかしその反面、経済発展は苛烈《かれつ》な競争を生み、公害を生み、これまで大切にしてきた自然のリズムが忘れ去られ、心の豊かさがなくなり、その狭間で人の心は大きくゆがめられるようになったのです。

人々の健康はむしばまれ続け、なんと一年間のわが国の医療費は三十兆円（九九年度）と、国家予算の三十八・五パーセントを占めるようになりました。また環境の破壊も続き毎年四兆五千億円（九五年度、経済企画庁）、GDPの一パーセントという貴重な資源が失われています。

経済発展だけが幸福をもたらす。人の生活を豊かにする……。そう思われて二百年。物質主義一辺倒で突っ走ってきた結果、大きな代償を払わされる結果となったのです。

人は自然のリズムの中でこそ生かされ、生命を育み、楽しませていただいているという大切なことを忘れようとしているのです。その警告としてエイズや狂牛病を始めとする難病や、これまでになかったような事件や災害といった社会問題が起こっているのではないかと思います。

氣功とは、その自然のリズムを取り戻し、本来人の持っている潜在的な能力を引き出し、生命の奥義を探る実践的な手段でもあります。

7. 氣功の氣は元気の氣

私は、横浜市の港南区で氣功の道場を開いています。道場には二十歳代から七十歳代まで広範囲の方が稽古にみえています。その目的は実にさまざまで、健康になりたい、悩みやストレスから解放されたい、武道として捉え強くなりたい、仕事に反映させ業績や能力を向上させたい、などなどです。

しかしやはり一番多い目的は「健康になりたい」という願いです。

最近どこか特に悪いというのではないが、体がすっきりしない、重たい、だるいなど、また検査では正常なのだが内臓が弱いというような方が多いようです。そして最近はこれに加え、眠れないという方が増えています。実はこれらのことはほとんどが〝心〟が原因と考えられます。これは大人だけではなく、子供たちの世代にもその兆候が出てきています。

早稲田大学の加藤諦三教授（ニッポン放送テレホン人生相談室でお馴染み）の話によると、全国の国公立大学生の病気による退学、休学を調べてみると、八割までがなんと心の病気が原因で、体の病気はたった一割ちょっとだそうです。

サラリーマンの方でも同じことが言えそうです。社会生産性本部が社員五千人以上の規模の企業に勤める社員四千人を対象に調査したところ、その一割が心理的な病にかかっていて、早急に専門医の治療を必要としているそうです。つまり一万人の会社だと、そのうち千人は心の治療が必要だということになります。

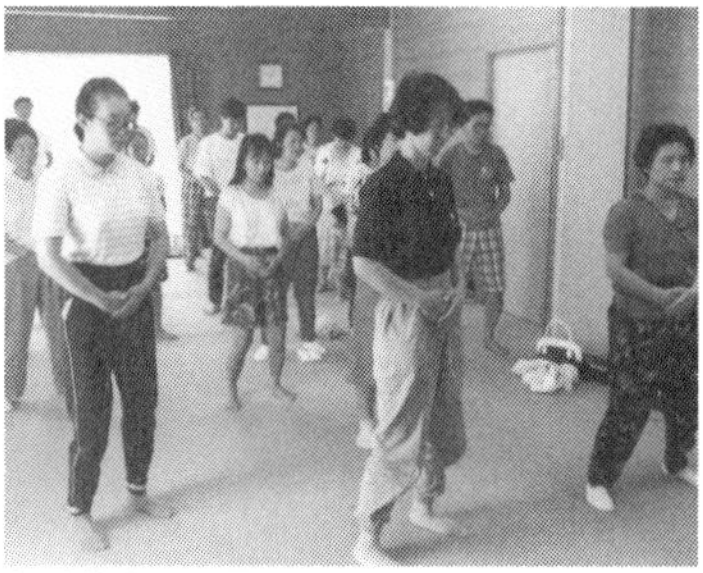

氣功教室の風景。

現在国家予算の三十八・五パーセント（三十兆円）が医療費に使われ（一人当り二十四万四千二百円。九九年度）、その八割までが〝心の病〟〝ストレスからの病〟だとすると、この心を救う方法、ストレスから自分たちを守る方法が見つかれば、わが国はもっともっと豊かになれるということです。そしてその分、福祉や教育にもっと予算を向けることができるようになるわけです。

ところで、氣功、氣功とよく聞かれるようになった昨今ですが、この〈氣功〉とはいったいなんでしょう？

私はまず一番に、「氣功とは」という質問に「楽しいこと」「命が喜ぶこと」と答えたいと思います。健康で長生きしているおじいちゃんおばあちゃんは、いつもニコニコしています。また小さいことにあまりこだわりません。

以前朝日新聞に、中国の長寿村が紹介されていましたが、その秘訣として四つほど挙げられていました。

①くよくよしないこと
②一汁一菜（野菜を中心にした粗食であること）
③空気がきれいなこと
④体を動かすこと

皆さん、いかがですか？　特別なことではないけれど、これがなかなか続けることが難しいことなんですよね。

8．氣功の三大要素

（1）息をすることの大切さ「調息」

中国の諺《ことわざ》に「楽即長寿」という言葉があります。人生を楽しく生きれば、長生きしますよという意味です。

「長生き」とは〃長息〃ということです。生きるということは息をすることで、この〔息〕＝〔生き〕からきているのだそうです。呼吸には酸素を吸って炭酸ガスを出す役割だけではなく、もう一つ大きな役割があります。それは、宇宙に溢れる生命エネルギーを自分の中に呼吸と共に取り込むということです。病になるとまず、呼吸が乱れます。いや、呼吸が乱れるから病になるといっても過言ではないでしょう。

あの波越徳次郎さんがよく、「指圧の心は母心、押せば命の泉湧く。ハッハッハッ」とよく笑っていましたね。それもお腹から。また「笑う門には福来る」とも言います。これらのことはいったい何を意味するのでしょうか。

こういうときの呼吸は胸ではなくお腹から、つまり腹式呼吸です。一晩熟睡すると疲れが取れますが、この睡眠状態のときも、実は腹式呼吸になっているのです。反対に悩んでいるとき、落ち込んでいるとき、イライラしているときはどうでしょう。そういうときは呼吸が浅いですね。肩でハァハァと息をしています。これで病になるのです。正しい呼吸をしていないから病になるのです。

中国ではこのことを**「調息」**――息を整える――といって気功の三大要素の一つに掲げています。

（2）体の力を緩めることの大切さ「調身」

気功の三大要素の二つ目は「調身」（体を開放してあげる）です。

緊張したり、体に力が入っていたりすると、とても疲れます。日曜大工などをなさる方には良くおわかりいただけると思いますが、素人がノコを引いてもなかなか切れませんよね。すぐに肩に力が入って息が切れるだけで……。大工さんが引くと力を抜いて軽く引く。そうすると切れ味良くサッと切れるのです。コツとは「呼吸」と書きます。

ダンスなども力が入るとカカシと踊っているようで、全然楽しくありません。力を抜いて、相手にすべてをゆだねる、音楽にすべてをゆだねるという気持ちで……。大げさに言うと、時間と空間を離れ宇宙に溶け込んでしまうくらいの気持ちで踊ると、とても楽しいものです。

これは何を意味しているのでしょうか。

大相撲で最近の強い関取衆はどうでしょう。動きはどうですか。ゴムのようにしなやかで柔らかい俊敏な動きを見せていないでしょうか。弱い力士ほど、ガチガチに力が入っています。相手を倒す激しい格闘技なのに、力を入れるのじゃなく、力を抜くと強くなる。もっと大きなパワーが出る。これも不思議です。

スポーツ（特にフィギュアスケート、体操など）、柔道、空手などの武道でも、上級者、達人といわれる人たちは気負いがなく、力が抜けて滑らかで、無駄がない。無理がない、疲れない。そしてルンルン気分で楽しんでいます。また動きを見ても美しい。

天才スラッガー、イチロー選手がメジャーリーグでMVPを獲得したときのインタビューでも、淡々と自分の状況を語るだけで、どこにも力が入っていない。また振り子打法と呼ばれる彼のプレーを見ても、リズムに乗って軽く振っているだけのように見えます。そして走りも、守備もとてもしなやかで美しい。いつもリラックスを心がけているかに見えます。これまでの勝負師に見られる「根性」とか「死闘」とか言う面影はどこにも見えない。むしろプレーを楽しんでいるようで、とても爽やかに、見るものをとらえます。

これらの達人は、命が喜んでいるのでしょう。どこにも気負いがないことがその証拠です。これを氣功では体を整えること、つまり肩に力が入らず、自然に伸び伸びとリラックスしている状態のことを「**調身**」と呼んでいます。

（3）心を整える大切さ「調心」

氣功の三大要素の三つ目は「**調心**」（心の開放）です。

お茶やお花、盆栽などが好きな方が読者の中にもいらっしゃると思います。また、散歩が好きとか早起きして庭の掃除をするのが日課という方もおられるでしょう。これは皆好きだからやるんですよね。イヤだったらやらないですよね。なんとなく落ち着く……。やったあととても気分がいいから……。また時を忘れ、ほのぼのとして終わったあとすがすがしい気分になるから……という人もいます。

いずれにしても心が整うと、とても心地好い状態になります。こういう状態を氣功では心を整える、**「調心」**と言います。心を整えると体の内側から命の泉が湧いてくるのです。

この「調息」「調身」「調心」を氣功の三大要素と呼んでいるわけです。

人はなぜ、リラックスして楽しむと疲れないのか？　元気が出るのか？**（調身）**

人はなぜ、笑うと嬉しいのか？　元気が出るのか？　深呼吸すると落ち着くのか？**（調息）**

人はなぜ、こころの安らぎを求めるのか？**（調心）**

実はこれは、すべて生命の育み「喜び」だからです。〝**命**〟**は長く、強く、広く、深く、大きく、育まれることを求めているのです。**

華道、茶道、剣道の奥義を極める。また瞑想、散策、そして静かに写経することなど、「道」を求めることなど、これもすべて実は広い意味で氣功の一種だと思います。

ではなぜ人は道を求めるのでしょうか？

宮本武蔵はなぜ山にこもったのか。滝に打たれたのか。体を鍛えるためですか？　新しい技を生み出すためですか？　忍耐力をつけるためですか……？　みんな違うと思います。自分の心の奥底にあるものが〝何か〟を求めようと働きかけているのです。それは本能が宇宙の生命エネルギーを自分のものにしたい、そのものと一つになりたい、同調したい……と思っているからなのかもしれません。

人間は万物の霊長と言われています。また、私たちは潜在能力のわずか二、三パーセントしか使っていないとも言われています。では、その眠っている無限の能力を引き出し、活用するにはいったいどうしたら良いのでしょうか。それには心の無限の力を活用することです。有限な肉体や頭脳を酷使するから、すぐくたびれてしまうのです。無限な〝心の力〟を使えばいくら使ってもくたびれません。それはつまり、宇宙の無限な力と繋がり、いつもエネルギーが供給されているからなのです。

毎朝ご先祖様に般若心経をあげて御利益があったという人もいますが、実はこれも氣功の一種です。心はゆっくりと静まり、宇宙の無限な力と同調し共振しているのです。

体を整え合唱し、呼吸を整え、心を整えてあげる。毎朝毎晩「今日も一日ありがとうございます」と感謝の気持ちを持つ。

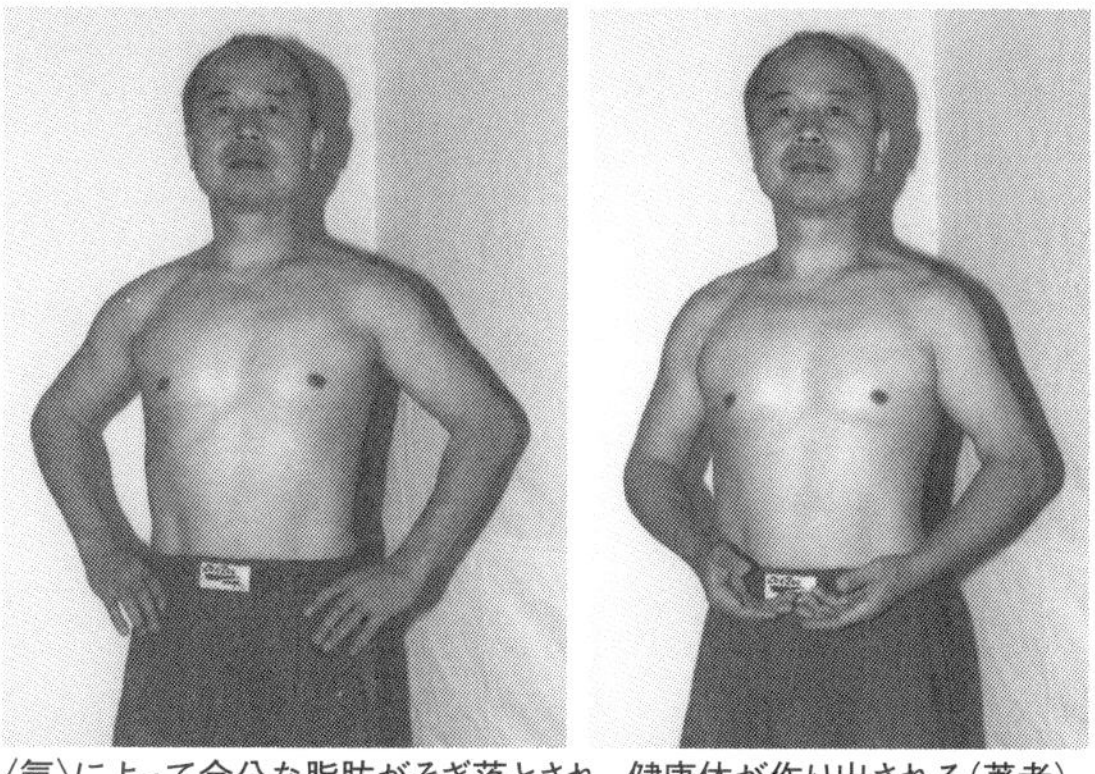

〈氣〉によって余分な脂肪がそぎ落とされ、健康体が作り出される（著者）。

楽しいこと、生き生きしていること、爽やかなこと、こういうときは呼吸が整い体がリラックスしていて、心がとっても穏やかな状態だと思います。このとき大宇宙とのリズムが合って大きな力が与えられているのです。ちょうどそれは、無意識のうちに行っている車の運転のようなものです。免許の取りたての頃は、ちょっと走っただけで緊張して、とても肩は凝り眼も疲れてしまいます。しかし、何年かたつとアクセルだ、ブレーキだ、一時停止だなどといちいち考えずに、無意識のうちにきちんと運転しています。気がついてみると、いつの間にか目的地に着いているということを思い出すでしょう。そうなるとドライブもとても楽しいものになります。

氣功は生きている以上、もう既に皆自然のうちに行っているのです。それをより効率的に、効果的、東洋医学的に整理したのが氣功法だと言えると思います。

9. 宇宙の無限な力と繋がる

皆さんも子供の頃経験があると思います。

病気のとき、お母さんが枕元で「いい子だね、大丈夫だからね」と優しく語りかけてくれる。そうすると安心して、フッと暖かさに包まれたような幸せな気持ちになって静かに眠ってしまう。そして、目覚めると熱は下がり、治っていた。こんな思い出、どなたもお持ちだと思います。

このときお母さんは肺呼吸から腹式呼吸に変わっています。母性愛により、体中が緩み、子供の体をオーラで包んで、手の平から〈氣〉を放出します。そして、〈氣〉に溢れた手で優しく子供をなでてあげると病は癒されていくのです。

これも氣功そのものなのです。訓練しなくても「助けてあげたい」という、この思い（母性愛）そのものが実は〈氣〉を導くのです。

人間は小宇宙といわれます。投げた球は一周して必ず自分に戻ってくるのです。三角形のものでも四角形のものでも一周するとどちらも丸になりますね。宇宙の真理は丸なのです。コロンブスの航海ではないのですが、行きっぱなしではないのです。人に良いことなんてしたくない。もったいない……そういう人は息を吸って、吸って、吸って、苦しんでいる〝パニック症候群〟と同じようなものです。吐くのが惜しいからと言って苦しんでいる。吐けば楽になるのに……。

心身症という病気が増えているようですが、その人たちがパニックになっているときも、やはり呼吸を吸って、吸って、吸ってもがき苦しんでいるようです。

私もときどき、スキンダイビングで三十から五十メートルの海に潜りますが、深い海の中で恐怖心からパニックになる人がいます。バタバタ暴れて、こちらまで危険になることがありますが、そのときもまず行うのが呼吸を整えてあげることです。吐いて、吐いて、吐いて、吐くと自然に吸えるようになります。そしてだんだん呼吸も楽になり、気分も落ち着いていきます。そして、パニックは収まります。

呼吸は吸うことが始まりではなく、吐くことが最初なのです。人は生まれたとき「おぎゃー」と大きく吐きます。そして死ぬときは、大きく一呼吸を吸って天に召されます。また、武道の気合「えいっ」。これも吐くと力が出るのです。

まず与えることです。好きになることです。「好きこそ物の上手なれ」、これも真理なのです。意識して親切にすることです。いつもこのように人に優しくし続けることで自分自身の心も柔らかくなり、健康になり、宇宙の無限な力と繋がり、良いことが起こるようになるものです。

氣功では、呼吸と一緒に宇宙に溢れる生命エネルギーを自分の中に取り入れることを考えます。このとき大切なことは、天地に満ちている偉大なこの力（エネルギー）と同調するということ。リズムを合わせるということです。

これを理解する方法として、テレビと放送局の関係に置き換えて考えてみると、わかりやすいと思います。例えば、放送局からどんな電波が送られてこようと、テレビのアンテナがなければ受信はできません。また、受信できるとしても、スイッチを入れたり、チャンネルを合わせたりしなくては、見たい番組は見られません。

この宇宙の無限な力を味方にすると良いことがたくさんあります。宇宙の偉大なパワーを味方にするには、その回線をしっかり繋がなくてはなりません。そのパイプの太さやアンテナの能力がエネルギーを受ける量にも比例するのです。

偉大な力と太いパイプで繋がるためにはどうしたらよいのでしょうか。それは、いつも気持ちを楽しいこと、嬉しいこと、爽やかなこと、親切なこと、気分の良いことに合わせることです。そういう生き方をすることです。つまり「人生を明るく積極的に生きる」ことに他ならないのです。このとき宇宙とのチャンネルはピッタリと合い、健康や運も良くなってくるものです。

10. なぜ病気が治せる？ 健康になれる？

なぜ氣功によって病気が治ったり、健康になったりするのでしょうか？ そのことについて説明してみたいと思います。

このことに関する説明を東洋医学では、「氣血の流れがよくなる」からだと説明しています。

東洋医学では〈氣〉つまり、生命エネルギーは血液と一緒に流れて、この氣血の流れが、滞ったとき病気が生じると考えられています。ガンなども氣血が滞って固まったときに生じると考えられています。

肥満も氣血の流れが悪いときに生じると言われ、氣功をやると腹式呼吸と〈氣〉の流れにより、確かにお腹の脂肪が燃焼され、スリムになります。ダイエット希望の方には、ぜひ氣功をお勧めします。女性の方は肌がとてもきれいになります。「皮がきれい」だから「かわいい」のです。

健康とは、血液がさらさらと流れる状態のことです。また中国では、氣功が幼児教育にも生かされており、幼稚園児のクラスでＩＱが特別伸びる子供が続出していいます。潜在能力を顕在化する効果もあります。その結果、超能力を発揮する子供たちも出てくるようになります。

氣功状態に入ると、体がとてもリラックスし、ぽかぽか暖かくなり、それが全身に広がって体中がとろけるような快感に包まれます。そして、心は澄み切った青空のように静妙になり、今までの悩みが嘘のように透明になってきます。円満で、平和で、寛大になっていき、自分にとって都合の悪いもの者は何ものも寄せ付けない。むしろそういうものの存在すらなくなってきますし、そのような確信に満ちていきます。意識はあって耳も聞こえるのですが、すべてから解放され、雲のように宇宙にポッカリ浮いて、「ただそこに存在している」というだけの、夢心地のとてもいい気分になります。

氣功は単なる呼吸法や体操ではありません。もちろん暗示やその他の心理療法でもありません。中国では国家レベルで真剣に、医学的に科学的に研究を続けています。そしてこのことは最近わが国でも医学的に少し理解されるようになってきました。

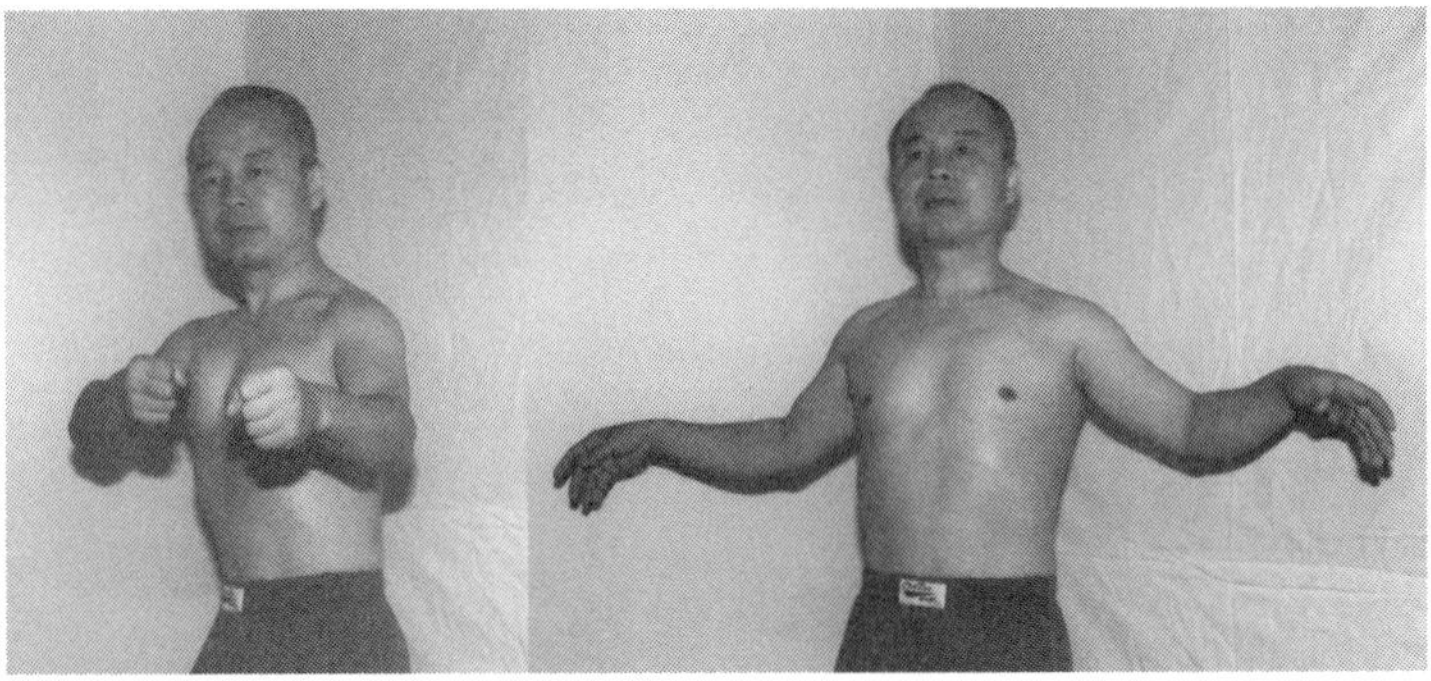

練功中の著者。

昔から「病は気から」と言います。楽しいことを思っていると、食べ物がとてもおいしい。悲しいこと、辛いことがあると食欲が湧かない。これまで単なる精神的なものとして片付けられていたことには、実は重大なことが隠されていることがわかったのです。

気持ちを（楽しく、嬉しく）積極的に持つと、とても重要なホルモンが脳から出ることがわかったのです。β《ベータ》―エンドルフィン（通称ハッピーホルモン）というホルモンです。このハッピーホルモンは、どんなときにたくさん出るかというと、やはりハッピーと名前がつくくらいですから「あぁ楽しいな……嬉しいな……爽やかだな……」と思っているとき、また世のため人のため努力して、生き甲斐を感じているときにどんどん出てくるというのです。

氣功や瞑想をしていて、α《アルファ》波が現れているときなども、同じようにどんどん出てくるのです（神奈川の病院の院長である春山茂雄先生が書いておられる『脳内革命』＝サンマーク刊＝という本に詳しく書いてあります）。

このハッピーホルモンは老化を防止し若さを保ったり、自然治癒力を高め健康にしたりなど、実は万能薬なのです。マザー・テレサのように世のため人のために奉仕している人が、伝染病患者と共に生活していても感染しないのは、このハッピーホルモンによる免疫性の高さだと言われています。聖者と呼ばれる人はこのハッピーホルモンがどんどん出て、病気にかからないのです。

これはアメリカの話ですが、ガンを宣告された患者が覚悟を決め、残された人生を楽しく生きようと決心して、とにかく何があっても笑うことにしたそうです。

テレビを見るのも常にお笑い番組、人と話していても楽しい話題に向ける……。そうしていたら、だんだん回復し、とうとうそのガンを克服したのです。

11. 人生の良いところを見る習慣を身につける

中国では、国立の総合病院の中に氣功研究所がありますが、そこで実際に、ガンや難病の患者が病気を克服している例はたくさんあります。

氣功状態に入るとハッピーホルモンがどんどん出てきて、いろんな病気に対しても驚異的な効果をあげるというわけです。また、一説には、氣功が難病に効果的なのは、氣功そのものが精神を安定させ、〝死への恐怖〟をやわらげるからだとも言われています。この恐怖心というものが人間の健康にとって猛毒となるのです。

よくガンの宣告の是非が話題になりますが、宣告されたショックで急に病が進んでしまったという話を聞きます。ここでもホルモンが影響していることがわかってきました。

消極的な心の要素、つまり……。

- 恐れ、悲しみ、怒り
- 憎しみ、恨み、やきもち

● 悩み、取り越し苦労、煩悶《はんもん》、迷い

こういった気持ちを持つと悪役のホルモン（ノルアドレナリンという）、ダーティホルモンが出るというのです。この毒は自然界では、蛇毒に次ぐ猛毒で、出るのは少量ですが出し続けると健康を損なうわけです。「辛いな……イヤだな……腹たつな……どうしよう……」と思っていると免疫力はどんどん低下し、老化を早めます。病気の八十パーセント以上はストレスが原因と言われます。生活習慣病だと百パーセント、ストレスが原因と言えるそうです。

楽しいことばかり考えていれば、どんどんハッピーホルモンが出る。三十兆円もの医療費がかからなくなってしまう。ただ、そうわかっていてもできないのが人間でもあるのです。

悲しいこと、辛いこと、怒りたいことが次々と外的刺激として自分を襲ってきます。一つの刺激が自分の中で増幅されて、六にも八にも膨らんで不安や悩みを大きくしてしまうのです。だからこそ、困難をはね除けたり、外的刺激を他人事のように受け流したりするための武器がいるのです。敵が攻めてきてもはね返す防衛軍が必要なのです。心の花園を守るには強固な囲いがいるのです。

その防衛軍を持つにはどうしたら良いかを教えてくれるのが、この氣功なのです。普通の人はよくよ考えてはいけないと思えば思うほど悩んでしまう。思い出せば思い出すほど腹が立ってしまう。ちょうど寝よう寝ようと思っても、ますます目がさえてくるようなものです。

氣功とは無尽蔵な汲めども汲めども湧き出る泉のように幸せな人生を送るためのカギでもあります。私のお弟子さんが集まるとよく言います。「もし氣功に出合わなかったら、私の人生の喜びは今の何分の一しか味わえなかっただろう」と。そのくらいすばらしいものなのです。

悩みは台所の生ゴミのようなものです。過ぎ去ったことにいつまでもこだわっている人がいます。過去はもう過ぎ去ってしまって二度とは来ないのです。いつまでもウジウジしている。「絶対あいつを許せない」とか、「どうしようこうしよう」とか、「昔は良かったな、どうして今は……」とか。捨ててしまった生ゴミをもう一度開いて、ご丁寧に顔を突っこみ「臭い、臭い」と言っているような人生を歩んでいる人はいませんか。テーブルにきれいな花が飾ってあるのに、なぜいつまでも生ゴミばかりを嗅いでいるのでしょうか。

人生の良いところを見る習慣を身につけるのです。きれいなところだけをしっかりと見るようにするのです。漫然と見るのではなく、どんなこともしっかりと意識を持って良いことのみを見るように心がけるのです。

あのイチロー選手だって打率十割とはいきませんね。三割五分くらいです。三割良いことがあったということは、つまり七割はうまくいかなかったことなのです。しかしそれでもファンは大喜びです。これは三割打ったことの方だけに心を留めているからです。あとの三分の二はうまく打てなかったわけですから、もしその方にだけ心を留めていたらどうでしょう。悩みばかりです。ファンにしても全然面白くありません。

人生も野球と同じように考えれば良いのではないでしょうか。うまくいかないことの方が多くとも、うまくいったことに心を留めて喜ぶ。大げさに喜ぶ。幸せを感じる。そして大いに感謝する。

この〝大いに〟が大切なのです。

12. 青い鳥は足元に、そして世の中に不要なものはない

山のあなたの空遠く、幸い住むと人の言う……。という詩がありますが、山の向こうに幸せがあるのではなく、幸せは足元に、つまり心の中にあるんですね。ただ自分がそれに、そこの大切なところに心を留めていないだけなんです。幸せのチャンネルに心を合わせていないだけなんです。最近私はあることに気づきました。

身の回りに起こる良いことも悪いことも両方とも必要なことなのだということです。「必要必然」という言葉があります。世の中に起こることはすべてが必要なことでムダなもの、不要なものは一つもないという意味です。

例えば、学校でも成績が良く、黙っていても良く勉強する子は二十パーセント、まあまあの子は六十パーセント、どうしようもない子は二十パーセントです。

会社においても同じです。一生懸命稼いでくれる社員二十パーセント、まあまあの社員六十パーセント、できればやめてもらいたい社員二十パーセントがいます（2：6：2の原理）。営業会社の業績は二十パーセントの社員が全体の八十パーセントの売り上げをつくるそうです。どんな団体で

もクラスでもスポーツでも同じようなことが言えます。しかし逆に気の合う人、成績の良い人ばかりを集めたとしても全体の業績がアップするとは限りません。

そんな話をかみさんにしていたら「アリの世界でも同じですよ」と言われました。

わが家にはよくアリが入ってきます。そのアリのようすをじっと見ていると、人間の社会そのまままだそうです。自分の体重の三倍くらいもある大きなものを必至になって運び込もうとしているものが二十パーセント、成り行きに任せているものが六十パーセント、我関せずにボーッとしているものが二十パーセント……。

ところが面白いことにそのボーッとしているアリだけを集めて一つのグループにしてみると、必ずその中で気を取り直して自分の体重の三倍もの荷物を運ぼうとするものが二十パーセント、成り行き任せが六十パーセント我関せず派が二十パーセント……。さらにその中で……と同じように分かれていくのだそうです。これはいったい何を意味するのでしょうか。

一つのグループには、バランスとしてそのすべてが必要だということです。「水清くして魚棲まず」で、物事の要素として良いもの悪いものもそのバランスとしてすべて必要なものだと言えます。二十パーセントのダメな社員がいるからこそ、二十パーセントの優秀な社員の力が発揮されるとも言えるのです。

自分に置き換えても、都合の良い部分とこれさえなかったらという部分が必ずあります。例えば、目がもう少しパッチリしていたら、背がもう少し高かったら、勇気があったら、頭が良かったら、金があったらなどなど……。うまくいく部分といかない部分が必ずあります。そして、ダメな部分だけに心が留まってしまうと悩みが出てくるのです。前にも書きましたが、イチロー選手だって三振したことばかりにこだわっていたら、ノイローゼになるでしょう。あの楽しみはありません。あの爽やかさは湧いてきません。メジャーリーグのＭＶＰにもなれなかったでしょう。

それが心の中で解決できないと煩悩《ぼんのう》（悩み）が起こります。悲しんだりします。しかしすべてがバランスとして必要なんだと真摯《しんし》な気持ちで受け止めようと考えるようになればうまくいかなかったことを悩むこともないし、煩悩に苦しむこともないのです。

ある人に教わりました。「借金はやる気の財産」だと……。逆境にあるからこそ、それを克服するために新たな力がでる。克服したからこそ、自信となりさらに大きな力が出るようになるのです。

世の中に不要なものはない、すべてが必要なものだと考えれば、心に平和が訪れるのです。

13. 情けは人のためならず

ある人がこんなことを言っていました。

「花は花をしているだけだし、魚は魚をしている。犬は犬をしていて、猫は猫を演じている。人間だけが偉いのではなく、中心なのではなく、ただその中で人間は人間の役割を演じているだけにすぎない……」と。確かに真理を言っていると思います。すべて広い宇宙的視野から考えて、少し離れた所から見てみると、同じ一つの構成要素にすぎないのです。

「よく人のことなんか関係ない。他の国なんてどうでもいい……」と考えがちですが、ちょうどそれは、同じ手の平の人さし指と中指の関係、親指と小指の関係のようなものです。小指が腐ると根本の手首で切断しなければならなくなるかもしれません。中指が腐るとひじから切らなくてはならなくなるかもしれないのです。

人に親切にする、隣の人と仲良くする、大切にするということは、実は自分自身を大切にするということなのです。まさに「情けは人のためならず」なのです。

毎日の生活の中で良いことも悪いこともあるのが当然なのですから、できれば良いところだけをしっかりと見るようにすればいいのです。感謝するのです。うまくいったこと、楽しかったことを大げさなほど喜べばいいのです。

喜べば喜びが喜びながら喜びを集めてやってくる。
悲しめば悲しみが悲しみながら悲しみを集めてやってくる。

私が友人から聞いたすばらしい言葉です。心のどこかに留めておいてくだされば幸いです。

第2章 氣功によってえられるもの

1. 〈氣〉の力の不思議

私にはもともと生まれつきの〝不思議な力〟があったようです。十五歳の頃から、柔道、合気道、空手、座禅と修行してきましたが、それを長年続けると、なおさらその〝不思議な力〟は増していきました。子供の頃から、何だろう何だろうと不思議に思ったものです。イメージに描いた空想の世界のものが現実になったり、「ああこれは大失敗だった」と思ったことが後になってみると、大成功だったり。とにかく身の回りに起きることが幸運に恵まれていました。

例えば、若い頃バイクに乗っていて前から来るバスと正面衝突し、バイクはぐしゃぐしゃ、私は五メートルも吹き飛ばされて意識を失っていましたが、体はかすり傷だけ。治療した医者も、「あれだけの事故で不思議だ」と首をかしげていました。そう言えば、あのときそばで見ていた野次馬が「あれは、即死だな」と言っているのを聞いて、「私は大丈夫だ」と言ってから意識を失ったのを覚えています。よく人は生命危機の瞬間、これまで過ごしてきた人生が、ドラマを見ているように再現されると言いますが、私も気を失っている間、まさに走馬灯のようにその情景が巡っていたことを覚えています。

会社の経営を始めるようになってからのことでは、急に社員と連絡を取らなくてはならないことが多くなったとき、(当時ポケベルも携帯電話もまだポピュラーではなかった頃)何とか連絡を取らなければとやきもきしたものですが、そんなときに限って、必ずその相手側から電話がかかってきたものです。そういうことが何度も続くと、他の社員のほうもその〝不思議〟に気づき「また社長が引っ張った」と気味悪がられたものでした。

また、あるときに家内と二人で寒川神社へお参りに行った帰りのことです。参拝も終わって毎年のように茅ヶ崎の〈エボシ〉という料理店で食事をしていたのですが、急に近くに山口芳さんという社員の一人が住んでいたことを思い出し、「ここに芳さんを呼んでみよう」という話になりました。家内は私の不思議な力を知っていましたので「いつものようにイメージでここに呼んでみたら」とけしかけるので、チャレンジしてみることにしたのです。それまでイメージで電話をかけさせることはよくありましたが、果たして「人を今いるところまで呼び寄せることができるだろうか」正直なところあまり自信はありませんでした。約五分くらいイメージを送ってみたのですが、やはり現れないのであきらめて五時半頃その店を出ました。翌日、会社でその山口さんと顔をあわせたので「昨日呼んだんだけど、来なかったね……」と冗談交じりに話かけると「どこにですか?」と不思議そうに聞くので、「君の家のそばの〈エボシ〉だよ」と言うと「エーッ、私行きましたよ」とまるで事情がのみ込めない彼女は、きょとんとした顔で答えました。

「何時頃?」

「えーと五時四十分頃かな」

「じゃ、君の座った席は左端のほうだろう」

「ええ。どうしてわかるんですか? 見ていたんですか?」

「いや。私が座っていた席だから」

「エーッ、どうして、どうして?」とまるでキツネにつままれたように、〝信じられない〟という顔をしていました。

……つまり、私が念じていた場所に彼女は十分遅れで来たということになるのです。

しかも、彼女の座った席も約五十席ある中で私の座っていた席と同じだったわけです。

皆さんの中にも似たような経験をお持ちの方がいらっしゃると思いますが、これも〈氣〉の世界の一つで、これは前頭葉から出る〝脳電波(氣の一種)〟が未来を予測できるから起こる現象だそうです。

〈氣〉の不思議

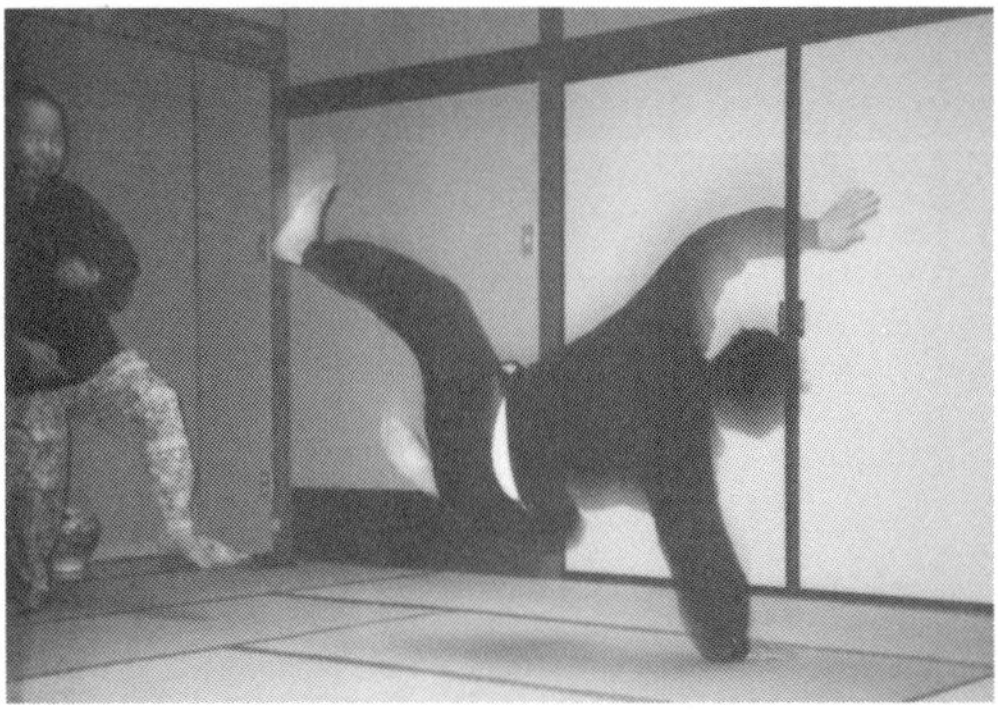

はじき飛ばされた人の手が、次元を超えていて半透明になっている。

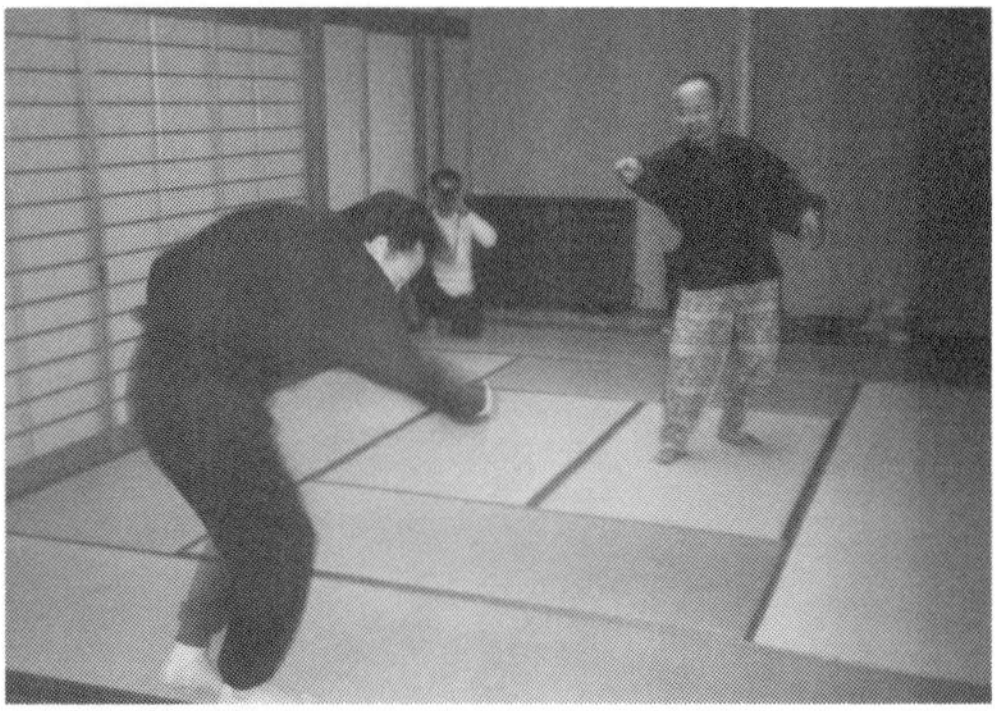

〈氣〉の放射により、著者の頭部周辺が光を放つ。放射された部分（足）が透けて写っている。

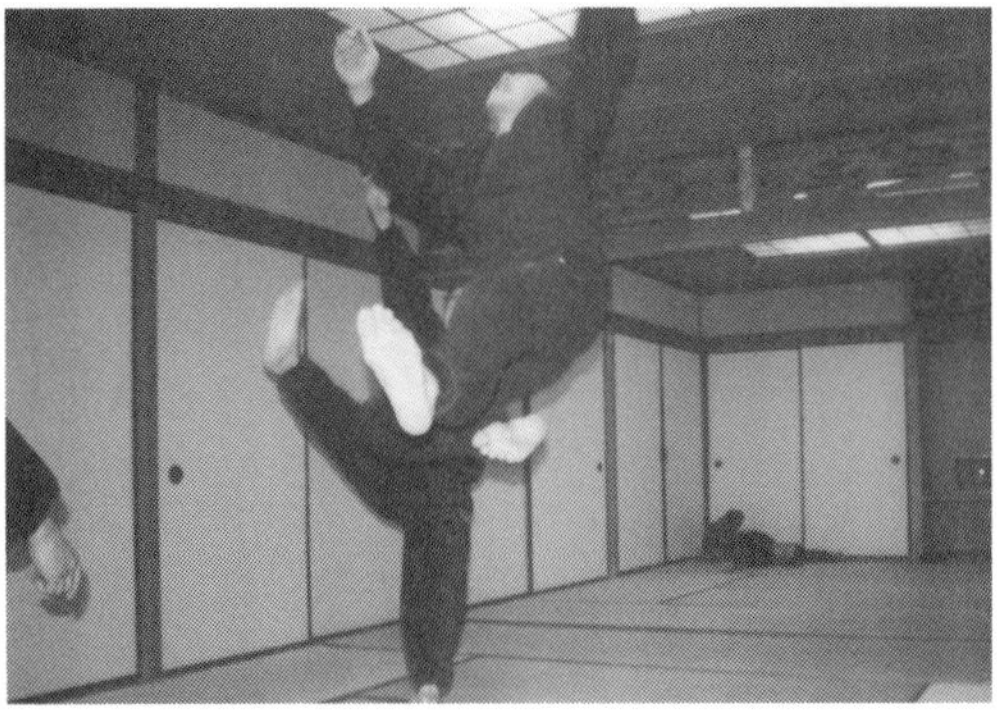

〈氣〉により人が舞い上がる。

身近な話としては、噂をしているとその人が急に現れ、「今、あなたの話をしていたのよ」ということ、よくありますよね。これもそうなんです。〈氣〉はだれでもが持っている生命エネルギーです。これを鍛錬すればするほどそれを自在に操ることができ、幸運やチャンスをものにすることもできるようになるのです。

2. オーラが見える

私は〈氣〉を目で見ることができる数少ない氣功師の一人です。だから樹木から出る〈氣〉が霧のように降り注いでくるのが良く見えるのです。天の〈氣〉と樹木の〈氣〉が一体となって私の体に入り込んでくる。私は、体中の経絡《けいらく》の穴を全開にし、それらの〈氣〉を全身に浴びます。ジンジンと〈氣〉が体中を走りぬけて行きます。さわやかな風は、ほてった頬をなでて通り過ぎる……。

「なんて幸せな気分だ」

氣功状態に入っていくと、体中のエネルギーが宇宙と融合したようになり、最初はジンジン電流が流れているような、次第に心地好さを感じますが、体は解けてきて、まるで液体になったような体感を覚えます。そのとき、耳はかすかに聞こえているのですが、時間も、立っている場所も、回りにいる人もすべて「空白」になっていきます。あるのはただ幸せな気分だけ。自分が空間にポッカリ浮かんでいる雲のように軽く、自由に佇んでいる感じがしてきます。

普通〈氣〉は人の目で見ることができません。しかし、修業を重ねた上級者や、先天的に要素のある人には、その見えないはずの〈氣〉が見えるものです。

〈氣〉の色は、白・黄・ピンク・赤とあり、紫の色の〈氣〉を出す人が最高の修練者だといわれています。

私が見える〈氣〉のようすを話してみましょう。

まず、自分の指先。ここからは、ちょうどレーザー光線がまっすぐ遠くに出ているようにサーッと見えます。それはちょうど映画館の真っ暗な中、スクリーンに向かい映写室からスーッと、またチリチリと小さい光粒子が何本も飛び散っているような感じです。そこには、色がいろいろ交じり合っています。近くで見ると、指先一本一本が綿帽子をかぶっているようにも見えます。そして、その回りにゆらゆら燃えている陽炎《かげろう》のようなものも見えます。

以前熊本に招待されて、行ったときのこと。

地元で大きく会社を経営しておられる社長で、吉川さんとおっしゃるご夫妻が開いてくださった歓迎の宴で、私が「いただきます」と手を合わせた瞬間、奥様が「松本さんの手が燃えている!」と叫ばれたことがありました。同席した六、七人の人たちもびっくりしていました。奥様には、私の手からメラメラと立ちのぼる〈氣〉が見えたのでしょう。このように鍛錬しなくても、先天的に〈氣〉が見える人もいるのです。

人のオーラの形は、よく仏像の背中に火が燃えているのが描かれていますが、実際に見えるオーラも、ほとんどそのとおりの形で、ゆらゆら陽炎のように燃え上がっています。元気な人、陽気な人、精力的な人、人をひきつける人、リーダー的な存在の人などは、そのオーラも元気よく大きく燃え上がっているのがわかります。反対に病気の人や内向的で弱々しい人は、濁っていてイヤな〈氣〉を出します。特に重病の人、たとえばガンなどの患者は、メラメラと気分が悪くなりそうな厳しい、イヤーな〈氣〉を出しています。そういうイヤな〈氣〉は、元気のいい健康な人の〈氣〉を見ると、まるで吸引力の強い掃除機に向かうように、ぐいぐい吸い取っていきます。私も何度か体験しましたが、水におぼれた人がワラにもすがるように、強力に吸い付いてくるようで、とてもイヤな気分になるものです。ですから中国の病院では、ガン患者の氣功治療時間は、一回あたり五分から十分程度にとどめられています。氣功医師の健康にさしさわることがあるという配慮からです。ガン患者の治療の後などは非常に疲れるものですから、自分でも薬用人参などを取ってしばらく休養して〈氣〉の補充に心がけているようです。

病人を看病している人が、だんだん暗くなり元気がなくなるのもこの理屈です。多分、病院に行ってハッピーな気分で帰って来る人は一人もいないでしょう。

私の恩師、「地天人功」で有名な中国の楊先生もこんな体験を話されました。

あるとき、中国の総合病院で西洋医師の依頼により、一緒に入院患者を見回りに行ったそうです。そして、その先生から「ここに五十人ほどの患者がいますが、どの患者がいちばん重症かわかりますか」と質問され、楊先生が「左側の奥から三番目の人じゃないですか」と答えると目を丸くして、「どうしてわかるのですか？　では、その患者さんのどこにガンができているかわかりますか」とさらに聞かれるので「はじめ肝臓にできて、それが転移して今は食道や胃、それから膀胱《ぼうこう》にもできていますね」と答えると、カルテを見直して「全くそのとおりです。どうしてわかるのですか」と何度も何度も聞かれたそうです。

私も不思議に思ったので楊先生に尋ねてみると、「私が患者さんに〈氣〉を出したら、熱いヤカンのように、メラメラ沸いているイヤな〈氣〉を感じました。この人が重症なんだなと思い、自分の方が気分が悪くなりそうでした。次の部屋でも試されましたが、同じように診断することができました。これも、レントゲンと照合してみるとぴったりの症状でした。三部屋目も……と言われましたが、もうエネルギーが消耗してなくなったので、お断りしたのです」ということでした。

下の写真は、氣功による診療科が名を連ねる、上海中医学病院。

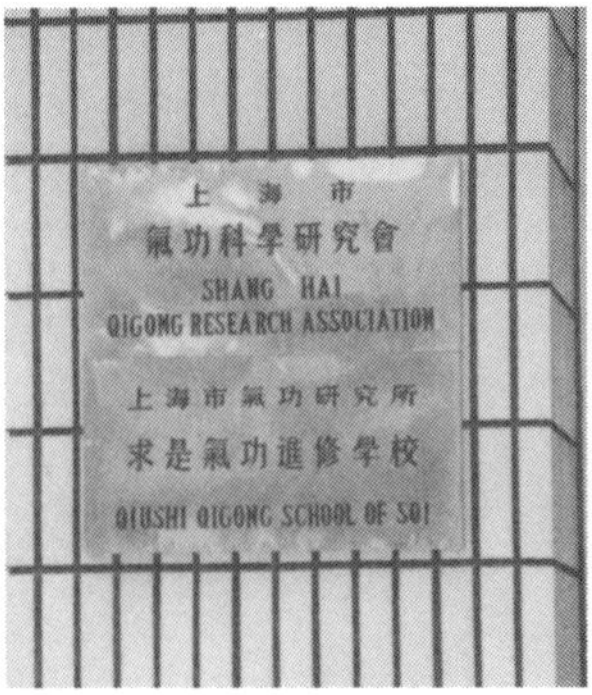

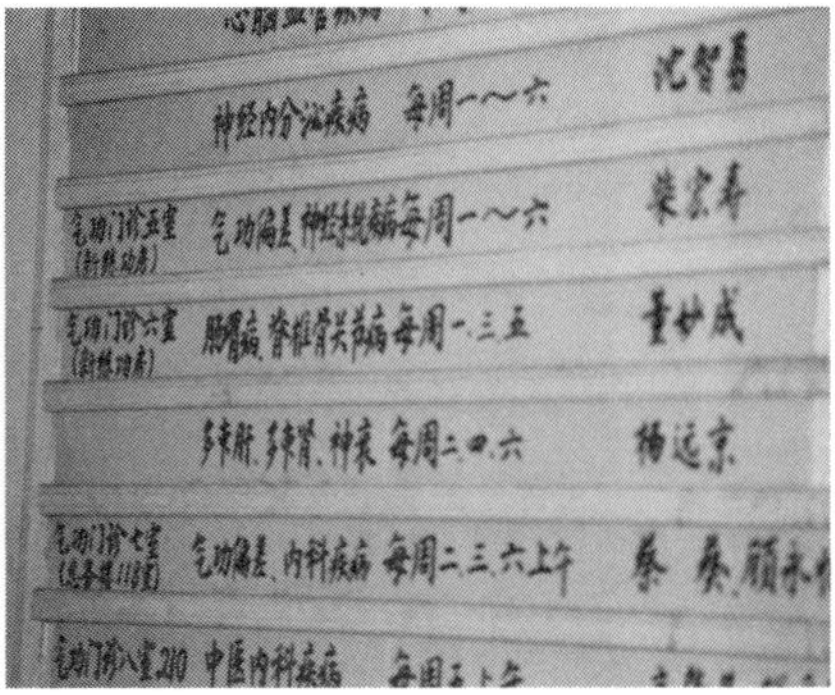

3. 家族たちの氣跡体験

(1) 〈氣〉は気のせいか⁉

氣功の話をしていると、よくこう言う人に出会います。

「氣なんてあるわけないよ。気のせいじゃないの？」

「氣がそんなに万能なら、苦労しないよ」

私の友人なども、「松本さん、普通の人が首をかしげるようなことを、あんまり公言しないほうがいいよ。社会的な信用をなくすよ」とまで忠告してくれる人もいます。また〈氣〉で治療して痛みがなくなった人でも、「偶然だよ。偶然に治ったんだよ。そんな手も触れないのに、病気が治るはずないじゃないの」と失礼なことを言ってくれます。

空手や柔道の経験者などもかなり手厳しいようです。

「手も触れないで人が飛んだ？　われわれは何十年と空手（合気道）の練習をしているが、どんなに練習を重ねても、絶対にそんなことはなかった。こんなに科学が進んでいる中で、非科学的なことを言っても説得力はないよ！」

「それはね、トリックだよ。話を合わせていて、片方がわざと飛んで見せたんだよ。ちょうど、武道の型と同じように仕手と受けが決まってやっているんじゃないの？　つまり約束事なんだよ。それは……」

私はこういう批判を受けても、あえて反論はしません。その理由は二つあります。

その1　わからない人に無理にわからせようとすることはない。受け皿がない以上それは無理なことだから。

その2　体験すればすぐわかることだから。〈氣〉は頭であれこれ考えてとらえるものじゃない。体で覚えるもの。体得するものなのだ。

よく自分の知らないこと、不得意なことをすべて否定する、頭の固い人を見ることがありますが、果たしてそれでよいのだろうかと思います。

時代の流れはとても速いものです。いつまでも、古典的な（？）頭脳では、今の若い人たちからは相手にされなくなってしまいます。取り残されてしまうのです。「今の若い者は……」という言葉をよく耳にしますが、その言葉を「今の大人たちは……」あるいは「今のおじさんたちは……」に置き換えてみればよくわかります。とても寂しい響きです。

柔軟な頭脳こそが、いつまでも若々しく魅力のある人柄を作り上げる根源ではないでしょうか。知らないことを否定するのではなく、知らないことに対して興味を持つ知的好奇心や、そのための行動力は、いくつになっても失いたくないものです。

知らないことを否定するのではなく、知らないことに対して（知的）〝好奇心〟をもち続けることや、そのための行動力はいくつになっても失いたくないものです。

とは言うものの、実はわが家の家族も当初は〈氣〉に対して批判的でした。一番の理解者であるべきうちのかみさんでさえ、首をかしげていました。唯物論者ですべてを理論的に考えるたちの、賢いかみさんにとって、とても理解できる世界ではなかったのでしょう。

(2) 息子たちからの挑戦状

私の二人の息子。長男裕重、次男典朗。彼らが十七、八歳の頃のことでした。二人とも小学生の頃から空手を続けていました。かれこれ十年くらいになっていたでしょう。こういう人種も難しい。兄の裕重の方は、もう一般の部で黒帯。ときどき習っている流派の全国大会にも顔を出すほどでした。

一番空手が面白い頃らしく、時間があると弟の典朗を捕まえて、自由組み手（ボクシングのような試合形式）の練習をしていました。さすが現役の空手選手だけあって空を切るけりや突きは、ビューンビューンとうなり音を出していて、かなりの迫力でした。

弟の方は、一般の部の茶帯ですが、兄よりも身長が高く、その高さから繰り出す技は、しなりと伸びがありダイナミック。

二人とも、腕には覚えがあります。その技をどうしても試したかったようです。二人は口裏を合わせるように私に言ってきました。

「お父さん、僕は〈氣〉なんて信じないよ。でももし〈氣〉があるとしたら、僕たちを〈氣〉で飛ばしてみてよ」

私は「別に信じなくてもいいよ。〈氣〉はけんかじゃないのだから……」とかわしましたが……。

「でもお父さん、話ばかりじゃ信じられないよ。〈氣〉が本当にあるのだったら、僕たちがおもいっきりかかっていくから、〈氣〉がどういうものか体験させてよ。それともお父さんはもう歳だから自信がないのかな」と挑発してきます。

負けず嫌いな私の性格を見越して、どうしても自分たちの技を試したいらしいのです。

私は「わかった、わかった。それなら明日がちょうど内弟子たちとの稽古日だから、朝七時半になったら道場に降りてきなさい」そう答えました。

わが家の地下には二十五畳の小さな道場があります。もともと車庫用に造ったものですが、氣功を始めるようになってから、お弟子さんたちとの練習のために道場に改装したものです。

翌朝、道場に降りてみて驚きました。

息子たちの友だちが七、八人も一緒に参加しているのです。「さては昨夜のうちに連絡をとったな。オヤジの〈氣〉と対決するから、見に来いよ。とでも……」

内弟子と合わせて十七~八人になり、狭い道場がいっぱいになってしまいました。見学させるだけではつまらないので、子供たちも全員一緒に指導することにしました。約一時間、基本稽古のあと〝対氣組み手〟にうつります。

最初は内弟子たちにゆっくり〈氣〉の出し方を指導。そして、だんだんペースをあげてバンバン

〈氣〉で五メートル先にある壁まで飛ばしていきます。壁には二十センチ厚のマットレスが立てかけてありますが、あまりにも激しくぶち当たるため、見学者の顔もだんだん青ざめてきていました。

私はだんだん体が暖まってきたようなので、子供たちに声をかけました。

「さあ、次は君たちの番だ。だれでもいいからかかってきなさい」

さっきまで元気だった子供たちはみんな、下を向いて出て来ようとはしません。

「さっ、せっかく来たのだから」

そう促しても、だれも出てきません。まのあたりに見ると無理もない。そのくらいの凄い迫力あるものなのです。

待っていても出てこないので、うちの息子たちを指名しました。

「裕重」

兄の方から声をかけました。

はじめて対氣を見た裕重も少し顔が引きつっていました。緊張しているようす。しかし口に出した以上後には引けない。そういう表情でした。

ピーンとした緊張感が走る。私と裕重は向かい合う。はじめて立ち会う相手とは、約束事がないので何が起こるかわからない。やはり私も緊張していました。

私は、いつものように両足を肩幅で開き、自然体でスッと立って、丹田に〈氣〉を落としました。

裕重は空手の中段構えになり、間合いを計ってきます。中段逆突きで突いてこようというのです。

私は両手をまるで鳥が羽ばたくように横に大きく開き「鳳凰《ほうおう》の構え」で全身をフッと緩めました。するとどうでしょう。両脇、丹田、そして全身から集まった〈氣〉の塊《かたまり》が爆発して、フワッと暖かい風が出てきました。

突きかかる息子裕重は、あっという間にズ、ズ、ズッズドーンと後ろへ吹き飛び、マットレスに激突していました。何が起こったのかわからず、目を白黒させていました。頭を振りながら、立ち上がり「もう一度」とかかってきます。

今度は、歩幅をしっかりとって重心を落とし思い切って突いてきました。しかしさっきと同じように吹き飛ばされてしまいました。

どうしても信じられないようで、三度目の挑戦。思い切って突っ込んできました。受ける私には余裕ができてきて、さらに体を緩めていくと体の内側からフワッとした〝何か〟がはじけ、今度は一段と激しく吹き飛んでいきました。突っ込めば突っ込むほど激しく吹き飛ばされる。これはその分だけ〈氣〉がたくさん出ている証拠です。

普通の人は、はじめからこんなふうに吹き飛ぶようなことはありませんが、空手や柔道などの武道を行っている人は、既に他の人よりは多くの〈氣〉が前に出せるようになっているのです。つまりエネルギッシュなのです。格闘技やラグビー、サッカーなど、相手と対峙するスポーツをやっている人は特にその傾向が強いようです。

昔の武士が相手と向かい合っただけで「おぬし、できるな」と言ったのも、その人の構えだけではなくその〝殺気〟つまり相手の〈氣〉の強さを感じ取ったからなのでしょう。

次は弟の典朗。普段はおっとりしている美少年というタイプでしたが、勝負となると真剣です。やはり男の子。

同じように突いても吹き飛ばされるということが兄を見ていてわかったようで、戦法を変えてきました。さすが次男だけあって要領を心得ています。

プロレスの力比べのように両手を頭上で絡み合わせ、曲げて押し倒すというものでした。毎日空手の練習で腕立て伏せをやっているので、腕相撲には特に自信を持っているようです。腕っぷしはめっぽう強い。腕相撲では兄もかなわないようでした。

二人向かい合って、両手の指をからめる。私が「さあ、いくぞ」と気合をかける。すると典朗はぐいっと力を入れてきました。私の手の甲に彼の指が食い込む。なかなかの握力でした。その瞬間私は、力を入れるのではなく、反対にスッと力を抜きました。ほんの一瞬にです。そうすると手の平（労宮）からファッと気が湧き出して、ちょうど手の平同士が＋と＋、－と－になったように弾き合い、典朗は絡まった手を振り解くように後ろへ吹き飛んでしまいました。それでもまだ「〈氣〉なんか信じられない」と言っ

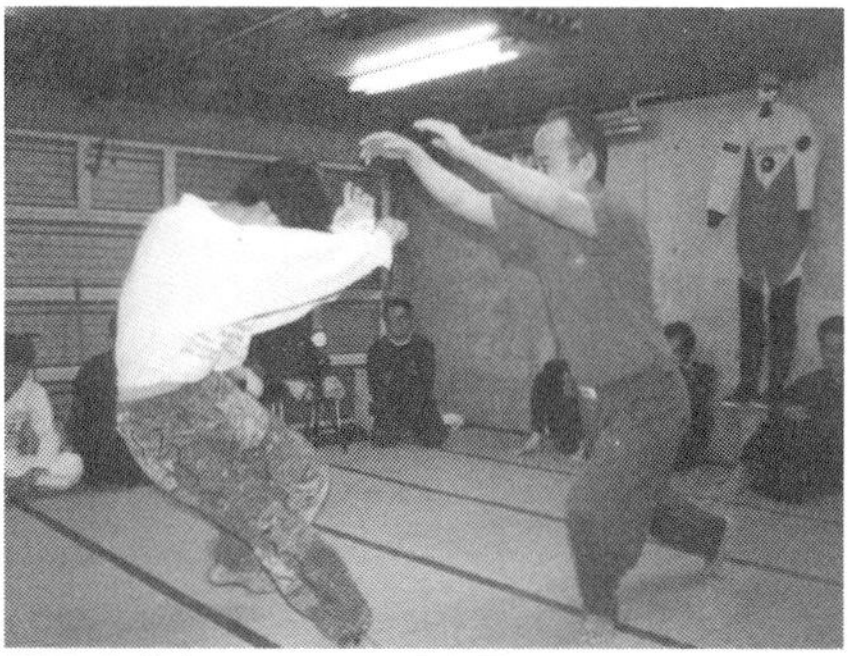
裕重が〈氣〉のパワーで吹き飛ぶ。

た言葉が今でも忘れられません。

この事件以来、子供たちもすっかり〈氣〉に対する考え方が変わり、兄の裕重は「お父さん、本格的に道場を開くときは、僕が喜んで手伝うよ」と言ってくれるようにさえなりました。頼もしい弟子がまた一人増えたのです。

(3) かみさんのケガが一日で消えた

〈氣〉をなかなか信じきれないうちのかみさんが、〈氣〉を信じるきっかけとなる事件がありました。

その年は台風のあたり年で、梅雨の頃から何度も台風がやって来ていました。九州鹿児島などでは、何十人という単位で、死亡者を出すくらいの豪雨に見舞われていた年でした。

連日の台風被害情報に気をもんでいると、今度は戦後最大級の台風が発生したというニュースがテレビから入ってきました。その台風が関東を直撃するんじゃないかという予報が出たのです。

予報どおり夕方から風雨はどんどん強くなり、夜十一時くらいになると、凄い嵐になりました。かみさんはあちこち走り回りながら、戸締まりに余念がありません。

「よし、これでしっかり戸締まりはした。万全だ。大丈夫だ」と自分に言い聞かせるようにつぶやきながら、それでもなおも心配そうにリビングに戻ってきました。そのとき「あっ！」と何かを思い出したように、慌ててまた玄関から雨の降りしきる外へ出て行ってしまったのです。どうしたんだろう……と思いながらも、何の番組かは忘れましたが、テレビに夢中になっていて、すっかりかみさんが外に出て行ったことなど忘れてしまっていました。

どのくらいたってからでしょう。玄関の方からうめき声を出しながら、転がり込んで来る者がいました。だれだろうと振り返って見ると、先ほど出て行ったきりのかみさんでした。頭から雨でビショビショに濡れながら無残な姿でした。

「どうしたんだ」と慌てて声をかけました。表に出て交通事故にでもあったのかと一瞬思えたほどでした。それほどの苦しみようだったのです。

しばらく声にならない声を聞き分けていると、「何で助けに来ないの？ うちの者はみんな冷たいんだから」と泣きながら怒っていました。下の方で何度も助けを求めたそうです。「どうしたの？」と聞くと、〝亭主よりも大切にしている〟朝顔の鉢が、玄関先の階段のところに置いてあったのを思い出し、急いで部屋に入れようと出た途端、スッテンコロリン、階段十一段を踏み外し、下まで滑り落ちたのだと言うのです。

そう言えば、うちの玄関アプローチは十一段のミカゲ石でできていて「雨や雪のときはすべるので気をつけてよ」とかみさんはいつも自分でそう言っていながら、取り込むのに夢中ですっかり忘れていたのです。腰を曲げて取り込もうと重心を変えた途端、バナナの皮を踏んだかのように、スッテンコロリンと下まで滑り落ちたそうです。

亭主より大切な朝顔のためにスッテンコロリンか……と想像しているだけで、こっけいで、おかしくてしようがなかったのですが、笑うと怒られそうなので腹の中で押し殺して、真顔で「それは大変だったね」と答えました（命に別状はないと安心してからですが……）。

ようすを見てみると両ひじ打撲、特に左ひじが大きく腫れて紫色になっていました。そして両足かかとからふくらはぎにかけて痛みを訴えていました。ここも赤く腫れあがっている。ストッキングを通してわかるくらいだから、かなりの腫れでした。

細身の彼女は、ちょっとでも椅子の足などにぶつけると、すぐあざのできる人です。

今回は特にひどいので、かなりあざになるな……と思いながら「とにかく夜も遅いし、病院も開いていないし薬もない。〈氣〉で治療するしかないな」と言ってかみさんの方を向くと、「もう何でもいいから、なんとかして」とすがるような目で見つめていました。いつもは「〈氣〉なんて……」と冷たい視線で見られているので、「これで治ったら感謝しなさいよ」と心の中でつぶやきながら治療を開始しました。

まず、一番重症の左ひじに外氣を当てました。右手に大切な朝顔の鉢を抱えていたものだから、本能的に左に少しひねるようにしながら左ひじをつき、滑り落ちたようでした。〈氣〉を当てると「チリチリして熱くて痛い」と言うので、ああ、これは好転反応だなと思いながら、「少し我慢しなさいよ」と言って十分ほど〈氣〉を当てました。

次に右ひじに十分、そして痛がっている右足首、ふくらはぎと治療を続けていきました。一カ所十分ちょっとずつ、計三カ所四十分くらい続けたでしょうか、いつのまにか夜も十二時を過ぎていました。私も仕事の後のことなので少し疲れてきて、「このくらいにしようか」と終わりを告げたところ、かみさんは「まだ片足が残っているんだけど……」と訴えてきましたが、外見上たいしたことはなさそうなので、後はようすを見ようということになりました。

次の日の夜。

食事も終わって一段落したとき、かみさんが突然「あっ！」と叫びました。あれほどひどかった手足の傷が跡形もなく消えていたのです。治療した私も二、三日たてば、この腫れも消えるかなという確信はあったのですが、まさか一日で跡形もなく消えるとは……！

彼女の皮膚は何事もなかったかのように、きれいになっていました。両手両足を満遍なくチェックしていたかみさんが、また「あっ！」と叫びました。「見てみて」という声に誘われて、治療しなかった方の足を見ると、大きく腫れあがり、凄いあざになっていました。

かみさんは「ここも痛いと言ったのに、手を抜いたから、あざになったんじゃないの」とおかんむり……。「しかし、あんなに腫れていたほかの三カ所が跡形もなく良くなったのだから、少しは感謝してもいいんじゃないか……」と私はつぶやきました。

結局治療しなかったもう一方の足が完治するまで三週間くらいかかりました。かみさんいわく「治療効果を比較するために、わざと片方の足しか〈氣〉を当ててくれなかったんでしょう……⁉」

相変わらず口の減らない女性ではある。

（4）神様、仏様、旦那様

うちのかみさんが、一つ悩んでいることがありました。

永年苦しんでいる肩こりです。その痛みは病的で首から肩にかけて、そして肩甲骨の回りまでのびている。触ってみると、鉛の衣でも羽織っているように重く硬い。本人も悩みの種らしく「これさえ治れば、もっと家のこともできるのに……」が口癖でした。

疲れが溜まってくると重苦しく、辛く、常に頭痛と背中（肩甲骨の内側）の痛みが続き、鎮痛剤が手放せない。夜は脱力感と不眠症に悩まされ、毎日毎日が悲痛な表情でした。当然朝は起きられず、倦怠感や吐き気に苦しめられ、無理して起きて仕事に向かうと気分が悪くなる。おかげでわが家の子供たちは遅刻が多いといつも先生に叱られていたものでした。もちろん、朝食などたまにしか作ってもらえません（本人の名誉のために言うのですが、決してズルしているわけではなく、本当に体が動かないのです。仕事が嫌いなのでもない。実は仕事大好き人間なのです）。結婚して以来、夜になると家族中みんな、かみさんの肩揉みをさせられていました。

氣功をやるようになって、治療してあげようと思うのですが、長い間慢性的になっていてカチンカチンになったかみさんの肩はなかなかほぐれず（また本人が受け入れようとしないこともあって）彼女も〈氣〉が浸透するのを待つのがじれったいらしく、すぐに「〈氣〉はいいから、揉んで」と言うのです。

確かに、コチコチになったところを指圧すると、そのときは少し楽になるのですが芯までは治らない。押しても押しても気持ちが良いのはその場だけです。返って炎症が起こっている組織を強く揉むのは、ちょうど火傷のところを押すと組織が崩れるのと同じ現象を起こしてしまい、翌日に揉み返しを起こしてしまいます。

しかし、その日だけは少し違っていました。先日の台風のときの治療ですっかり〈氣〉の見方が変わったようです。あんなに奇跡的に治ったのが自分の体であるだけに、本人にとってかなりのカルチャーショックだったようです。「今日は氣功で治療して欲しい」とかみさんのほうから申し出てきました。

夜も遅かったので早速治療にかかりました。

ゆっくり首から肩、肩甲骨にかけて手を軽く当てながら〈氣〉を送り続け、少し柔らかくなってきてから次第に手を離し、外氣の放射を始めました。

まず右肩、そしてその対称の左肩。治療の場所に心がけなければならないのは、人体は全身が繋がっているので、局所だけ流しても根治できないということです。肩こりにしても、目から来ていることもあるし、頭から来ていることもある。内臓の働きの悪さから来ていることもあるのです。また、一対ある臓器や部位は、一方が悪くなるともう片方も機能が弱っているので、双方とも治療が必要です。

治療は順に肩から背骨に添ってゆっくりと腰椎まで下ろしていきました。そして、ひととおり流れをよくしてから、ストレスによるエネルギー不足を補うため、百会《ひゃくえ》（頭頂）延髄《えんずい》（後頭部）から目から来る疲れを取るために、〈氣〉を入れていき、さらに印堂《いんどう》（眉間）からも入れていきました。目の前からも十分程度手をかざします。後頭部にあるツボからも充分に手当をしました。

治療時間は約一時間。本人はウトウトして、そのまま寝息を立てて寝入ってしまいました。いい気分になったようです。氣功治療をすると、たいていの人がこのように気持ちよくなって寝てしまいます。

翌日の朝、いつもは寝起きの悪い彼女が自分から起き出し、すっきりした顔で朝食を作っていました。昨日までの顔色が嘘のようでした。鼻歌まで出ている。

「今日は久しぶりに最高の気分」だと言います。

「どうだった？」と聞くと、

「どうだったと言われても返事に困るけど、肩に手をかざされると暖かいものがどんどん入ってきて、肩の中の硬いものがゼリーのようにだんだん柔らかくなって溶けて流れ出ていってしまったわ」と言いました。

かみさんは嬉しさのあまり、来る人来る人に「自分の永年の悩みの種であった肩こりが治ったのよ。本当に治ったのよ。〈氣〉で治してもらったのよ。神様、仏様、旦那様だわ」と吹聴して回っていました。

私もとうとう神様や仏様と同列に並べてもらえたわけです……。

彼女のような症状は最近の女性に多いようです。ストレスから来る自律神経失調症の典型です。

人間はエネルギーを頭で七十パーセント消耗します。だから、あまり神経をすり減らすような生活を続けると、頭以外の大切な部分までエネルギーがまわらないことになります。ちょうど車で言えば、バッテリーが切れるまでセルモーターを回しているようなものです。体や神経を酷使すると、あちこちの回線が寸断され不調が出てきます。そのバッテリー切れの状態のところへ生命エネルギーを充電し、本来その人が持っている生命力を高め、体のリズムを取り戻させてあげるわけです。

しかし基本は、自分で自分の〈氣〉を充実させることです。それによって生命力を高め、健康な体を維持することは言うまでもありません。治療はあくまでも補助的な手段にすぎないのです。

さて、かみさんの話に戻りますが、治療はまたたまにしてあげるとして、問題は彼女自身の生活態度の習慣にあります。やはり、自分の生活習慣を本来の正しい形に改善していかないと、こういうことはまた繰り返されるのです。

本人の自覚次第なのですが……。

第3章 氣功、不思議体験

1. 塾生（弟子）たちの体験から

（1）〈氣〉を通しての交流

私のところに十年ほど前から通っている二人の塾生がいます。二人とも四十歳代の青年実業家、岐阜の永家さんと富山の押川さん。押川さんのほうが三歳ほど年上です。

二人とも大変まじめな好青年です。そして富山県と岐阜県という遠方な地にありながら、わざわざ横浜の港南台にある私の道場まで、時間と費用を費やして通っています。

二人は私のところに来るようになってとても運が良くなったと言っています。やることなすことすべてうまくいくようになり、「人柄まで全く変わってしまった」と、よく奥さんたちに言われるそうです。そう言えば二人とも、最初私のところに来たときは、「少し暗いかな」という感じでした。それが回数を増すごとに明るく、まるで人が変わったように積極的になってきました。

なぜこんな遠方なのに通い続けられるのか聞いてみたところ、二人とも、私に会って帰ると、仕事がとてもスムーズにゆき、業績が信じられないほど向上していると言うのです。ですから、社員もご家族も「塾長さん（私）のところへ行って良い〝気〟をたくさんもらってきてください」と喜んで送り出してくれるそうです。

押川さんは空手の有段者でもあるのですが、大変強い〈氣〉を出す塾生の一人です。普通空手とか、柔道・剣道といった武道の有段者や、ラグビーや陸上などのスポーツで鍛え上げた人は、もともと大変強い〈氣〉を持っています。その〈氣〉を練り上げていくと、これはまた、驚異的なパワーを出すことができるようになるのです。

私と押川さんは向かい合い、対氣組み手を行いました。私がフーッと〈氣〉を送ると、まるでガスが爆発したかのようにバーンと吹き飛ばされていきます。まさにカジキがジャンプしたように豪快に飛びます。床から人間業とは思えないくらい後ろ向きに高くジャンプするので、はじめて見た人は唖然として言葉も出ないほどビックリします。

この対氣組み手という〝行〟は相手とのエネルギーの交流を目的としたものですが、武道的な要素も多大にあります。ですから、エネルギーの小さい人は向かい合い〈氣〉を送ってもクシャッと

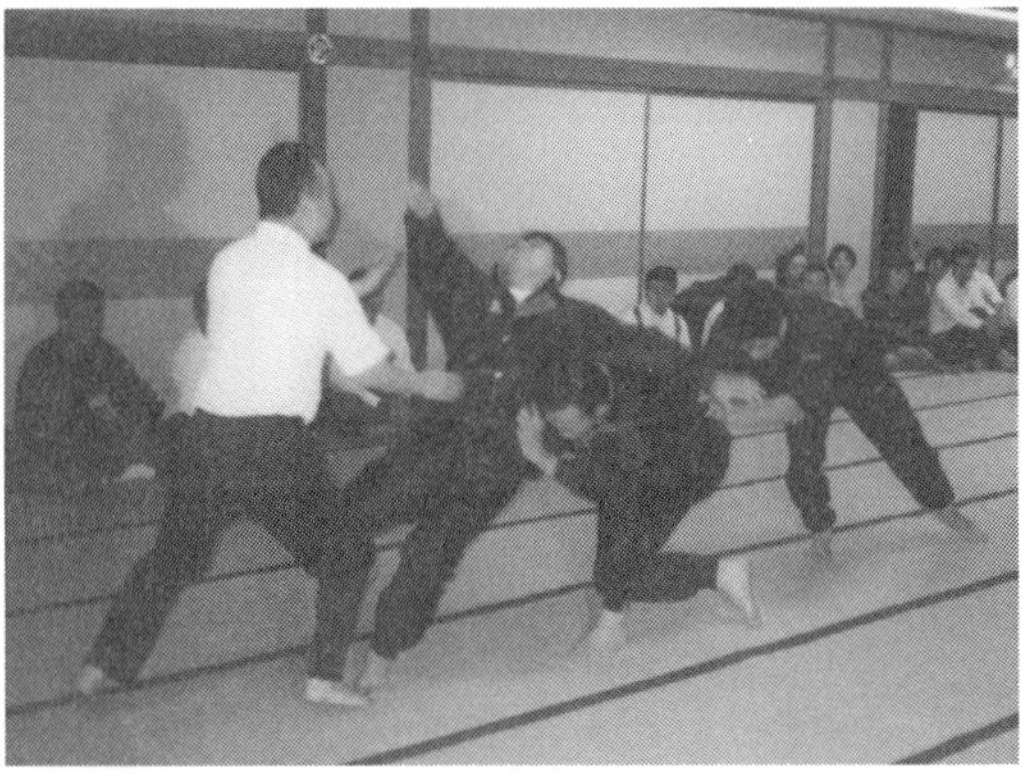

三人の猛者でも支えられない〈氣〉のパワー。

床にへたりこんで潰れるだけで、弾き跳ぶことはありません。それが鍛錬を繰り返していると、どんどんエネルギーが充満し、弾けるような大きなエネルギーを持つことができるようになるのです。

はじめて練習に来られる門下生の中でも、武道の経験者や、スポーツ選手などはエネルギーが強いため、凄い勢いで吹き飛びます。押川さんもはじめからそうでした。熱心な押川さんは、私のところに通って練習を重ねることで、飛ぶ勢いもどんどん増していきました。

(2) 九州合宿にて

その年の正月の合宿は、九州の私の実家で行ったので、飛行機の切符の手配が大変でした。押川さんも永家さんも二カ月前からそれぞれ予約しておいたのですが、結局取れずじまい。二人ともキャンセル待ちしかないということになってしまいました。

押川さんと永家さんは「塾長に会いたい」その一心だったそうです。そして、「私たちは塾長からいただいている〝運氣〟がある。とにかく、ついている。だから必ず切符のキャンセルが出て、九州で一緒に鍛錬できる」そう思ったそうです。すると不思議なことに出発前日にキャンセルが出て二人とも飛行機に乗ることができたのです。私は、遠方から来る内弟子との再会を喜び、二泊三日寝食を共にしながら楽しく〝行〟を行いました。

彼らの〈氣〉の上達はすばらしく、それまでは彼らの手に触れて〈氣〉を送っていたのですが、今度は二メートルくらい離れたところから〈氣〉の交流を行っても、カジキが飛ぶように吹き飛んで行きました。後方に凄い勢いで飛ばされるのですから、常識的にはその後ひどい打撲傷や筋肉痛に悩まされてもおかしくないはずなのに、不思議とそれが全然痛くないと言うのです。その吹き飛ぶ距離は三～五メートル、ときにはそれ以上。高さも一・五～二メートルくらいもあるのですからその衝撃は、交通事故なみの凄さと思われます。また、落下する音も物凄いのです。それなのに着地するときは、確かに少しは痛いのだそうですがその後はとても気持ちがいいそうです。体中の力が抜け、電気マッサージを受けているようになんともいえない快感だそうです。

「気持ちがいい、気持ちがいい」と言いながら飛ばされているのです。

(3) 永家さんの体に起きた〈氣〉の奇跡

岐阜の永家さんは剣道の上級者です。さすがに長年の修練により、その鍛え上げられた骨格、筋肉のつき具合などすばらしい体格の持ち主です。どう見ても、私など力で押し合えばひとたまりもなく壊されそうです。

しかし、その筋骨たくましい体も、外から見てわからない悩みを抱えているのです。若い頃の無理がたたってか、首の骨、つまり頸骨が曲がっていて、年に何回か体中がムチ打ち症のようになって、全く動かなくなるというのです。そうなるともう戸板で病院まで運ばなければならなくなるそうです。そういう場合はいつも一週間くらいは入院して体が動けるようになるのを待つそうです。

その彼が合宿二日目にして、その発作が起こり始めました。

夜中の二時頃。

「ああ、このままだともう練習ができない。やっとの思いで九州まで来たのに残念。それだけではなく、動けなくなると、みんなに迷惑がかかるし、困ったな」と思ったそうです。しかし、「そうだ悪い首のところに自分で〈氣〉を送ってみよう。そして、塾長が起きられたら、また〈氣〉を送ってもらおう」そう思って約一時間、心の中で悪い首に〈氣〉を送って、休んだそうです。

事情を知らない私は、朝起きて二人のようすを見て、永家さんの元気のなさにどうしたのかと思っていたところ、これこれしかじかで困ったことになったと、しょげているではありませんか。私は、彼の悪い首に手をかざし、ゆっくり息を吐きながら〈氣〉を送り、彼にゆっくり首を回してみるように言い、約十分くらいでしょうか？　顔色も良くなってきたので、三人で〝行〟に入ることにしました。一時間の基本の〝行〟が終わった頃、一段と顔色も良くなってきたので、私もすっかり首が痛かったことも忘れ、例の対氣組み手で彼をバンバン飛ばしていたのです。

彼らは、〈氣〉のシャワーの中ですっかり上気して「ああ、気持ちがいい」と飛ばされながらも、腰が抜けてしまって動こうとはしないのです。まるで体が猫にマタタビを食べさせたように、グネーッとして正体がないのです。立とうと思っても、体がナマコのようで立てません（だからわれわれはこの状態を〝体が猫になった〟と言っています）。そのとき私はハッと思いました。

そうだ、今まで発作が起きて大変だったんだ。永家さん大丈夫かな、と思い声をかけたら、すっかり治ったと言うのです。やはり〈氣〉の力は凄い。

(4) 身近な名医の誕生

そんな正月のめでたいときの修行は、わずか二泊三日の短い期間でしたがとても上達し、また、収穫も大きかったのです。押川さんも、永家さんも〈氣〉をいっぱい浴び、すっかり満足して帰って行きました。しかし、帰ってから、また大変なことが待っていることを、このとき知る由もありませんでした。

押川さんが、九州の合宿から富山に戻ってみると、八十二歳になる自分の父親が、肺気腫という重病にかかり片時も目が離せない危篤状態に陥っていたのです。

「もう永いことない」というのが担当医の見立てでした。

押川さんは自分の仕事もあるので、夜交替で父親を看病することにしたそうです。自分の番になって父親を看ていると、タンが出ず、苦しそうな息をゼーゼーしている。呼吸も乱れている。

何とか楽にしてあげたいなあと思っていると、いつの間にか手が背中のほうに回って、優しくさすっていたそうです。暫くすると、なんだか自分の手が熱くなり、熱を出しているのを感じたそうです。

押川さんは、ああこれが塾長の言っていた〈氣〉だと思い、よしこれを送ってみようと、夢中でお父さんの苦しいところへ浸透していくことを願いながら手をかざしてみました。

夢中になっていて定かではありませんでしたが、約三十分くらいたったでしょうか、お父さんに変化が見られたそうです。詰まっていたタンがどんどん出てくるのです。そして、苦しそうな呼吸もだんだん規則的になり、しまいには気持ちよさそうにスヤスヤ眠ってしまいました。

これは、良い結果が出るかもしれないぞと、期待に胸が躍ったそうです……。

そして二週間後、すっかり良くなり、退院できるまでに回復したのです。担当した医師もどうして良くなったのか、首をかしげていたそうで、しかし、二十四時間体制の看護を受けていた重病人が治った事実は変わりません。

家族からの彼に対する信頼は絶大なものになりました。

彼のお母さんも、長年の労働で腰を痛め、病院や針灸院に通う毎日でした。しかし、その痛みも息子の〝手〟でいとも簡単に治ったそうです。その効果もはじめのうちは、一日おきにやらないとまた痛みが走ってしまっていたのが、今では一回〈氣〉を当てると一カ月はその効果が持続すると言うのです。

身近な名医……。

このカジキ飛びの押川さんは、私が指導してわずか半年くらいで、このような驚異的な力を持つようになりました。

岐阜の永家さんも、帰るといろんなことが待っていたそうです。

まず、デパートに行って買い物をして福引を引いてみたら、みごと一等賞！　「今までのくじ運の悪い自分が信じられない」と言います。

これはだれにも言えることですが、〈氣〉を鍛錬していくとだれかにその効果を試してみたくなるもののようです。永家さんも三歳になる娘さん相手に、少し離れた所から〈氣〉を送ってみたそうです。すると、腰抜け状態になりへたりこんでしまいました。時間さえあれば再三行うものですから、娘さんもイヤがって最近は逃げ回っているそうです。しかし、おなかが痛くなるとすぐ寄って来て、「治して」とせがむそうです。

先日も夜中にその娘さんが急に「歯が痛い」と泣き出してしまったそうで、歯医者に行くわけにもいかず、薬もなく、奥さんが困っていたときに、そうだ〈氣〉で痛みが治まるかもしれないと思い、頬に手を当て〈氣〉を送ってみると、スーッと痛みが取れスヤスヤ眠ってしまったそうです。

彼も身近な名医の仲間入りをしたようです。

2. 塾生たちとの交流

富山の押川さんの会社のモデルハウスが落成したときに、そのモデルハウスに〈氣〉を入れに来てくれという依頼をもらいました。すぐお祝いと〝氣を入れに……〟と思っていたのですが、私も多忙のためついつい延びてしまっていました。しかし「楽しみにしているのでぜひ」との再々の嬉しい声に、五月のとある日に三日間富山と岐阜に出かけることにしました。そこでの話……。

(1) 〈氣〉の稽古——空手との立ち会い

私たちの練習方法の一つに、対氣組み手(人が〈氣〉で飛ぶ)というのがあるため、稽古には広い場所を必要とします。柔道場などを借りれば一番良いのですが、畳の部屋だと最低三十畳くらいは必要となります。それより狭いと〈氣〉で飛ばされた人が壁に激突するので、四方の壁に分厚いマットレスなどのクッション材が必要となるのです。

ちょうど手ごろな公民館を近くで借りることができたので、そこで鍛錬を始めました

広さ五十畳敷きくらいの畳の部屋。

「ここなら壁にぶつかる心配もないので伸び伸び練習ができるだろう」、そう思いながら稽古を始めました。と、見る見るうちに体中に〈氣〉が溢れてきました。約一時間をかけゆっくりと体を緩め

ていきます。

氣功の基本は体を緩めること。ねじること。呼吸を整えること。そして最後は心を整えること。体を緩め、丹田呼吸（腹式呼吸）をするたびに、どんどん深いところへ入っていきます。ジンジンと溢れ出る〈氣〉で、体は液体になっていくようです。

その日は、地元の永家さんと富山の押川さん、そして飛び入りで永家さんの所の女子事務員さん三人も一緒に鍛錬を行うことになりました。

約二カ月ぶりの内弟子との対氣組み手。剣道の立ち会いのように右足を一歩出して構えます。最初は〝カジキ飛び〟の押川さん。自社の住宅展示場のオープンが成功して、気をよくしています。きっといい〈氣〉が出ているはずです。

構えた右手の甲を少し合わせると、グーンと押してくる〈氣〉を感じました。その瞬間私は、一気に足の裏から吸い上げた〈氣〉をストーンと丹田に落とすと、押川さんはバーンと後ろへ弾き飛んでいきました。まさに生きの良いカジキのように豪快に飛んで、五、六メートル後ろの柱に、もう少しでぶつかるほどでした。私のほうも、手の平に皮のムチでたたかれたような熱い衝撃を感じました。

「凄いパワーだ」〈氣〉の力の凄さを体中に感じました。

押川さんは吹っ飛んだ後、後方へくるくると回転しながら転がっていき、体中がしびれたようにのびてしまって動こうとはしませんでした。さすが、数カ月前とは違い、格段の進歩でした。

私は、今日はいいチャンスだと考え。空手の有段者でもある彼に、私の腹部を殴らせてみることにしました。

彼は、早速三メートルくらい離れた所から、私との間合いを計りながら、ジリジリ近づいて来ます。さすが空手の有段者だけあって構えに隙がない。

私は左足を半歩前にして、両腕はだらんと力を抜いて両側に垂らし、自然体右半身に構えました。さらにジリジリと私のみぞおちに狙いを定め、間合いを狭めてきます。

私は彼の体の動きは気もとめず、その奥にある霊体、つまり〈氣〉の動きにだけ照準を定めました。この立ち会いにはもちろん寸止めなどの約束事はないのですから、まともに彼の空手の突きを喰らえば、ノックダウンされるかもしれません。

私は、彼の右手の突きから、まさに私のみぞおちに向かって発射されようとしている〈氣〉の動きを全身に感じていました。もちろん「当れば痛いだろうなー」という感覚も少しはあるのですが、なんとなくそれも遠くの感覚となって消え去っていきました。

私は全身の細胞をスーッと緩めて、どこにも力が入っていない状態を作りました。

相手が打ち込んでくるのですから、普通はその衝撃力に耐えるために、大きな気合をかけるとか、筋肉にグッと力を入れ、体を鎧のように固めてしまうのが本来の防衛体制ですが、そんなことをすると〈氣〉は体の奥底にしまいこまれて、外には出てこなくなってしまいます。空手の技を触れずして跳ね飛ばしてしまうだけの〈氣〉を出すためには、全身の力をスーッと緩め、体中の細胞を活

空手有段者が著者を殴る

高圧電流に触れたときのように、〈氣〉ではじき飛ばされる。

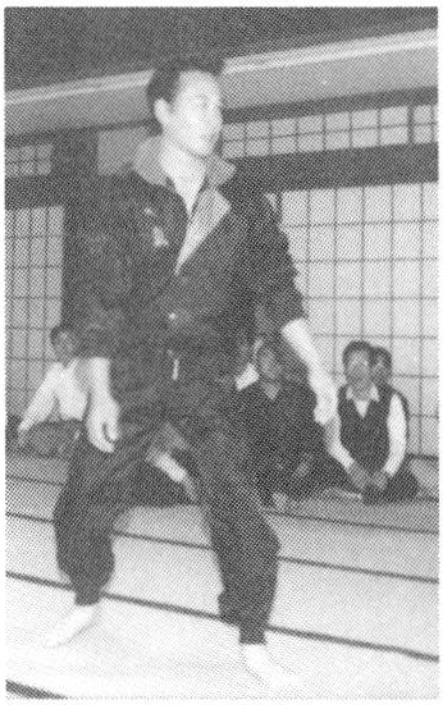

①構える。

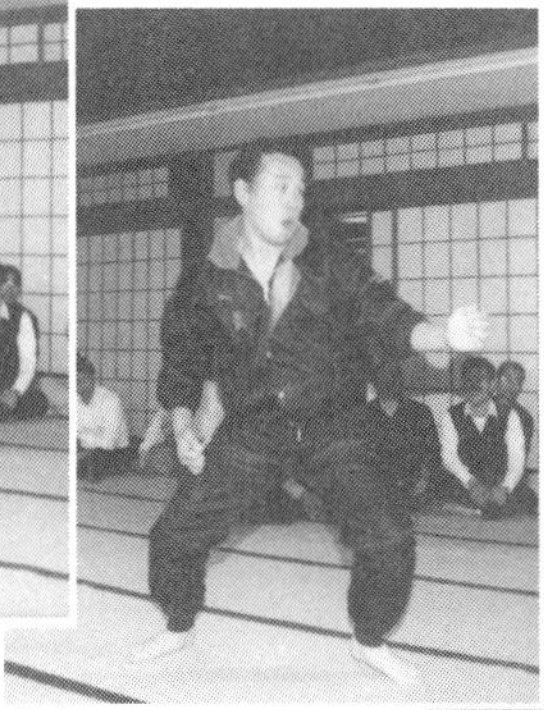

②突く。

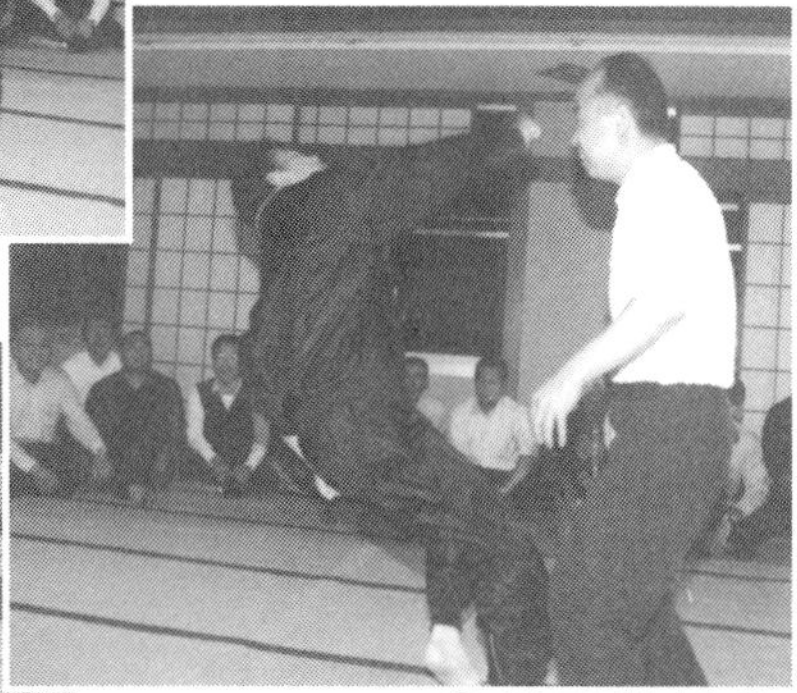

③バリアに阻まれる。

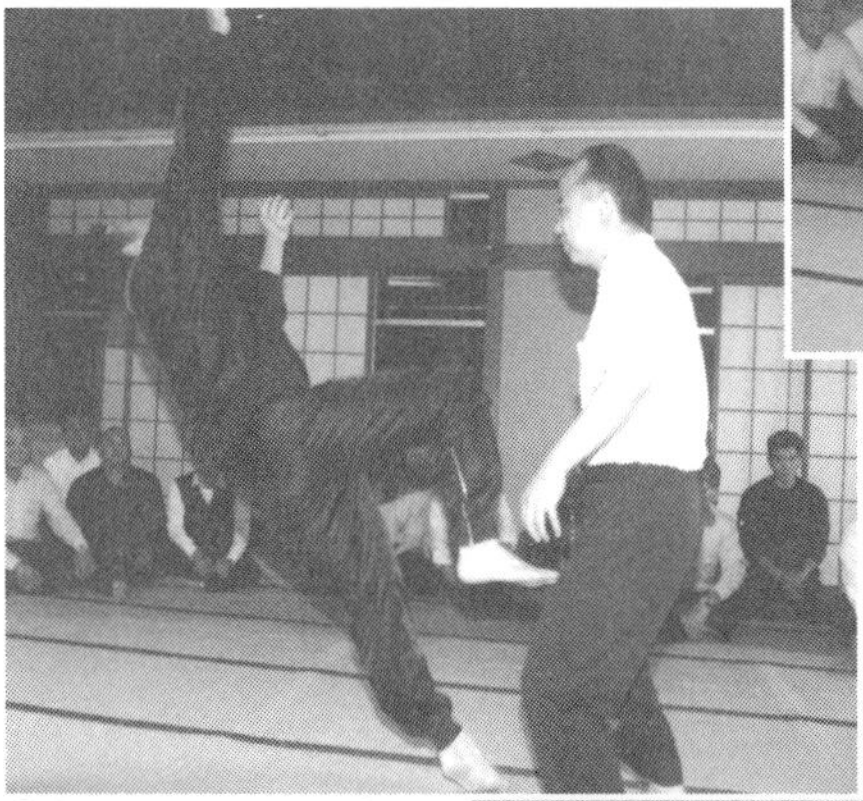

④強いエネルギーに感電し、吹き飛ばされる。

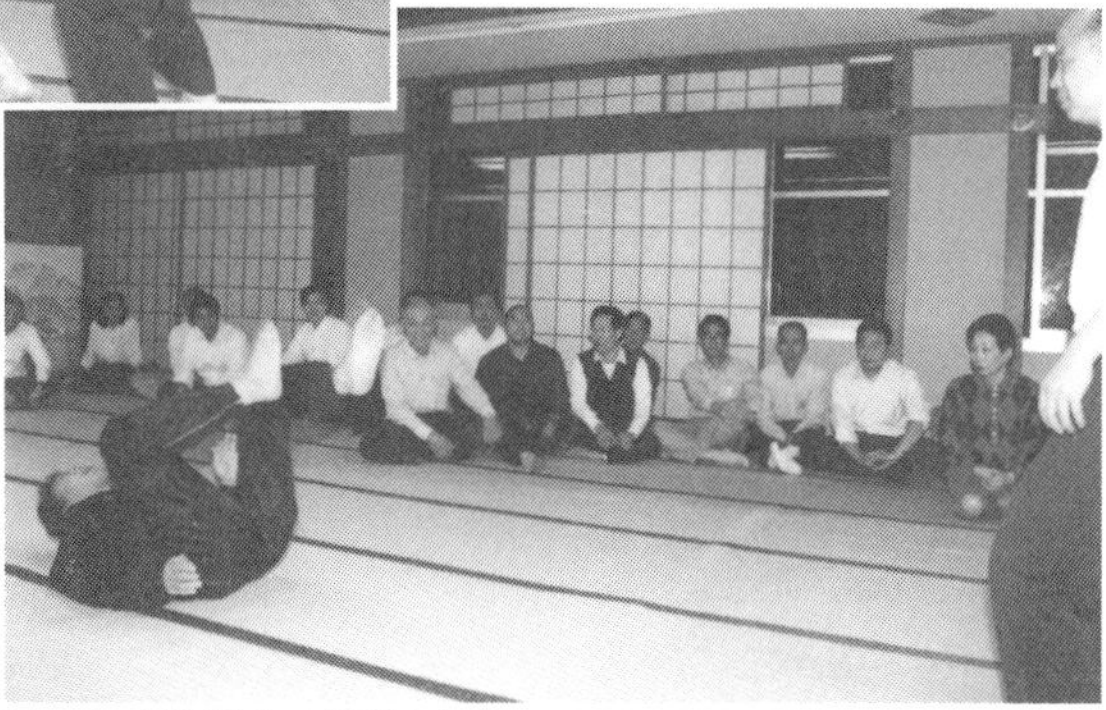

⑤4～5m飛ばされ、転げまわる。

性化させ、エネルギーを一気に高めなくてはならないのです。そして、電磁バリアのように強力な〈氣〉の塊を作り、そのバリアに相手の攻撃技が触れたとき、スパークを起こし相手は吹っ飛んでいくわけです。

彼は中段に構え、私はスッとそのまま立ちます。今にも打ちかからんとする殺気を感じた瞬間、私は全身を緩めて〈氣〉を全開にして押川さんの打ち込みを待ちました。

押川さんはジリッジリッと踏み込んで、届くところまで一歩間合いを縮め、一気に私のみぞおちめがけ突きかかってきました。

その瞬間、右腰に構えて、押川さんが突こうとした右手がまだ充分に伸びきらないうちに、彼は凄い勢いで後ろに吹き飛んでしまったのです。あまりの凄さに、見学していた女子事務員さんが「ウワッ」と叫びにも似た声を上げました。

私はちょっと〈氣〉を入れすぎたかなと思い、次の回は少し加減して、彼の打ち込みを待つようにしました。

同じように、彼はジリッジリッと間合いを詰めてくる。そして一気に打ち込んできました。私は、みぞおちに突き当たる寸前に、体中の〈氣〉をフーッと出しました。みぞおちの三センチくらい手前まで来た攻撃の手がバリアに触れた途端、弾き飛ばされたように後ろにバーンと吹き飛んでしまいました。押川さんはさらにクラックラッと後ろへ転がりながら、完全に全身がしびれ、五、六分の間は伸びてピクリともしませんでした。

空手有段者が著者を蹴る

〈氣〉のバリアではじき飛ばされ、
足元をすくわれる。

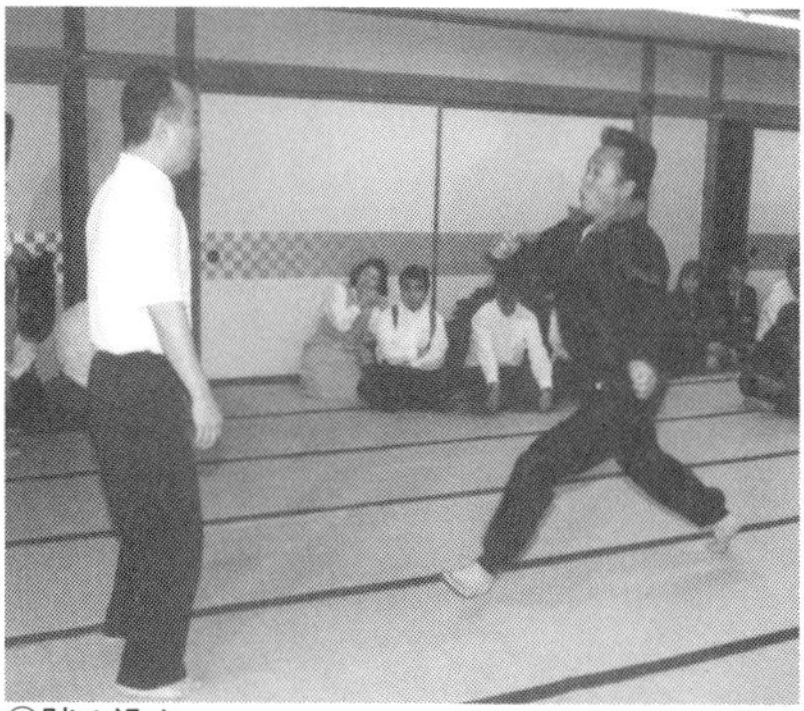
①踏み込む。

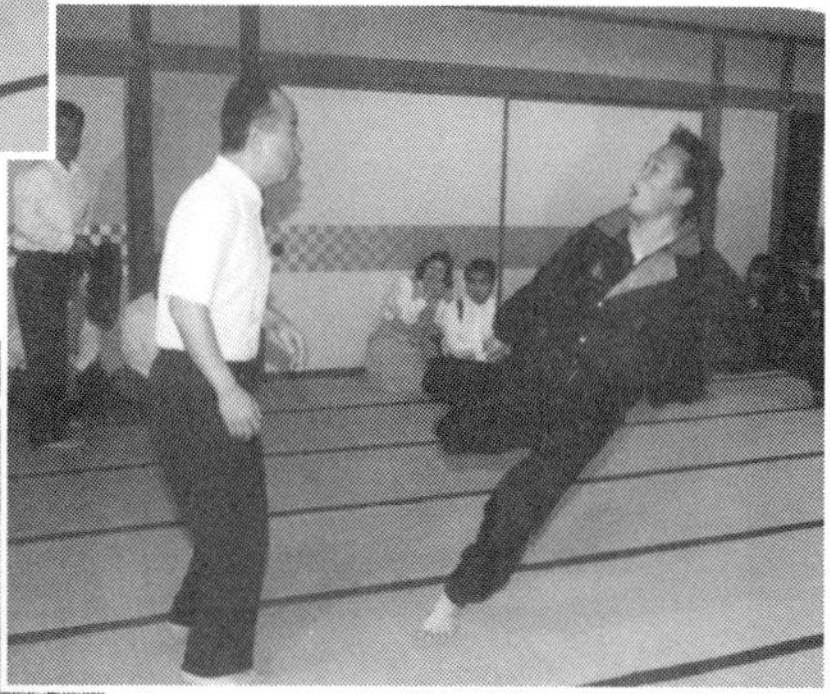
②蹴る。

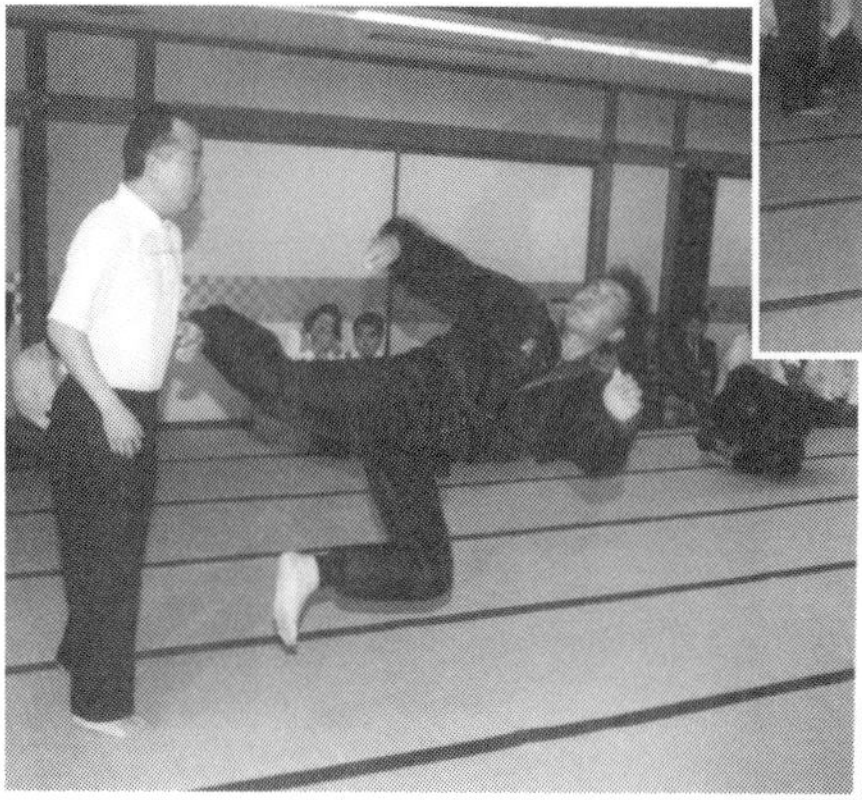
③強いエネルギーに弾かれる。

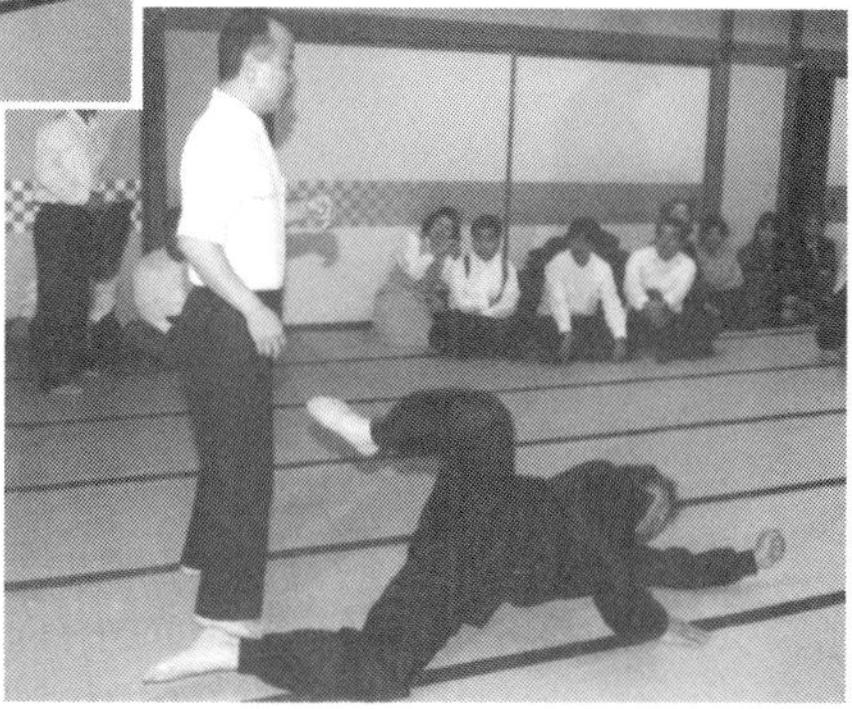
④しばらくは立ち上がれない。

飛ばされ畳に叩きつけられると、その衝撃は相当なもので、すごい音もするのですが、〈氣〉に囲まれて飛ばされているので、痛みはそれほどでもないし、ケガもしません。大きなシャボン玉の中に入って転がっているようなもので、翌日体が痛くなるということもありません。ただ、彼らに言わせると、全身がしびれてとても気持ちが良く、腰が抜けてしまったように動けなくなるそうです。

(2) 〈氣〉の稽古——剣道との勝負

次は、永家さん。剣道の有段者でもある彼に、思い切って私の足を蹴りこんで踏みつけてもらうことにしました。

人間が一番〈氣〉を出しやすいのは、手の平の「労宮」というツボと指先ですが、鍛錬を重ねることによって、どこからでも出し入れできるようになります。そのために永家さんに足の裏から〈氣〉を出してもらいながら、私の足の甲を踏み込んでもらおうというわけです。私も足の甲から〈氣〉を出して、永家さんの攻撃を跳ね飛ばそうという試み。

永家さんは、まず私から三、四メートルくらいの所に右足を前にして構え、ジリッジリッと間合いを詰めてきます。互いに緊張が走る。そして、今にもダッシュして私の足を蹴りこもうとしたその瞬間、私はすかさず体の力を抜きました。すると、体中に温かさとビリビリした〈氣〉の感触が溢れ出してきました。そして気持ちを、もうすぐに踏みつけられるであろう足の甲に、フーッと置いた瞬間、永家さんの足は天に引き上げられたように空中に浮き、もんどりうって一回転し、弾け飛んでしまったのです。何が起きたのか、彼にもわからないようす。

「どうして踏み込めないのかなあ。くやしいなあ」と首をかしげながら、もう一度チャレンジしてきました。

「今度こそ絶対に外さない。自分にも剣道の有段者としてのプライドがある」といった表情で、今度は確実に狙いを定め蹴りこんできました。

集中すればするほど気迫が増し、気迫が増せば増すほど強い〈氣〉に溢れてきます。すると私の〈氣〉もそれに対抗するため、もっと強くなってくるのです。真剣勝負。

「エイッ」という気合を込めて蹴りこんできた永家さんの足はいちだんと激しく跳ね上げられ、もみくちゃになりながら吹き飛んでしまいました。体は強い電気ショックにでもあったように、ビリビリと痙攣《けいれん》し、とうとうヒクヒクとのびてしまいました。

起き上がってくるのを十分くらい待って、次に剣道の手法で右手で手刀を作り、おもいっきり私の脳天めがけて打ち込ませることにしました。今度は、脳天から〈氣〉を出して、相手の攻撃を受けようという試みです。剣道となれば長年の修行者の強み、彼は「エイッ」とばかり勢いよく打ち込んできました。

このときもまた不思議なことが起きました。打ち込んだはずの彼の手は跳ね飛ばされ、腰は浮き、前方へ大きく一回転して飛んでしまったのです。

しばらく休息をとった後、今度は二人いっぺんにかかってくるようにしました。

剣道有段者真剣との立ち会い

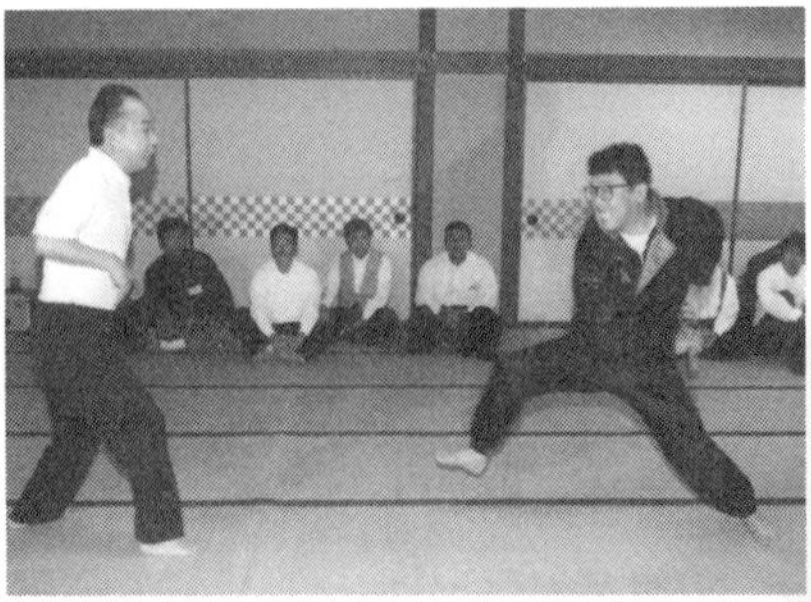
①切り込む。

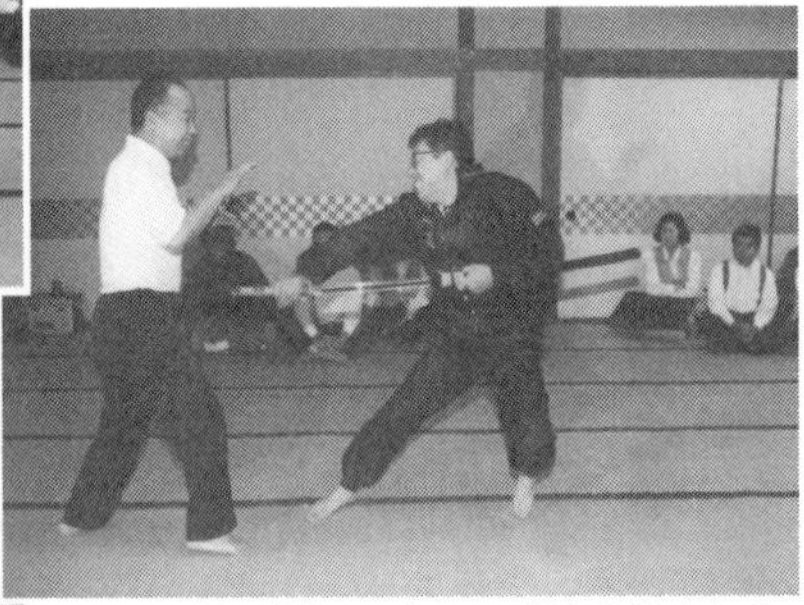
②〈氣〉のバリアで押さえ込まれる。

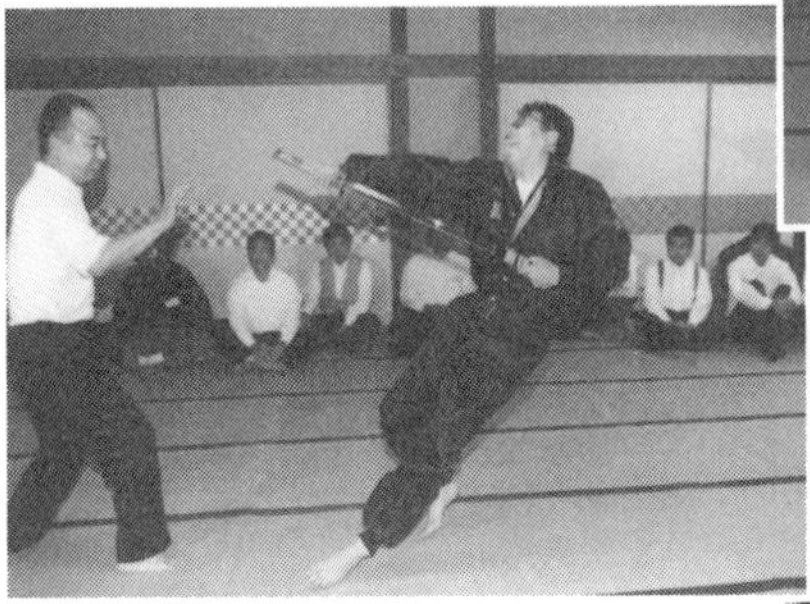
③強いショックで後退する。

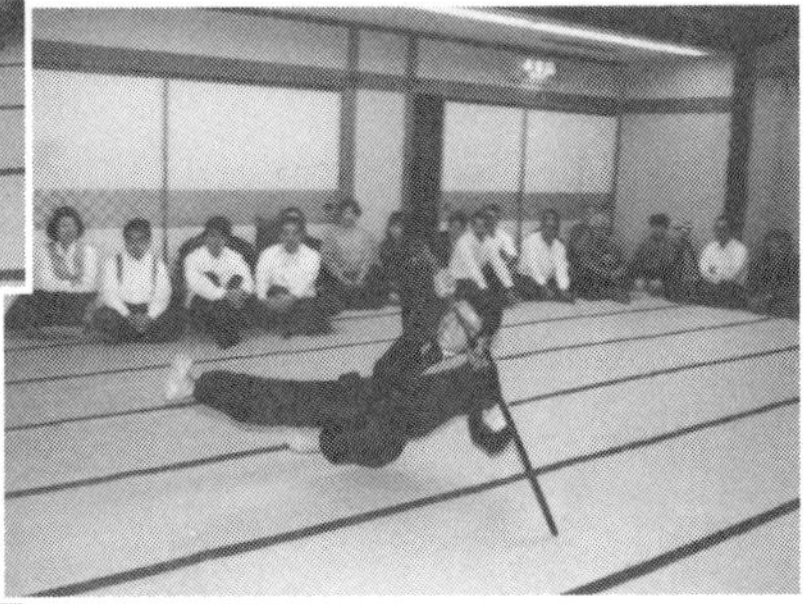
④7～8m飛ばされる。

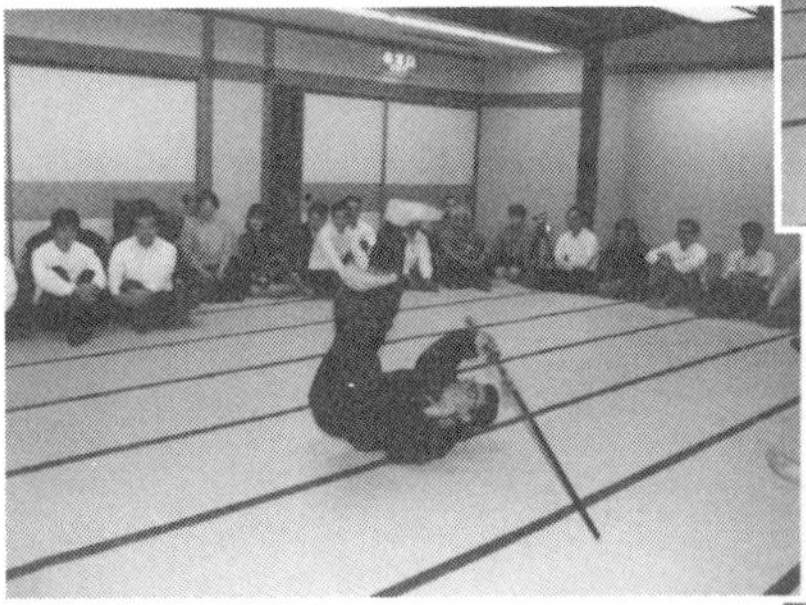
⑤動きは止められない。

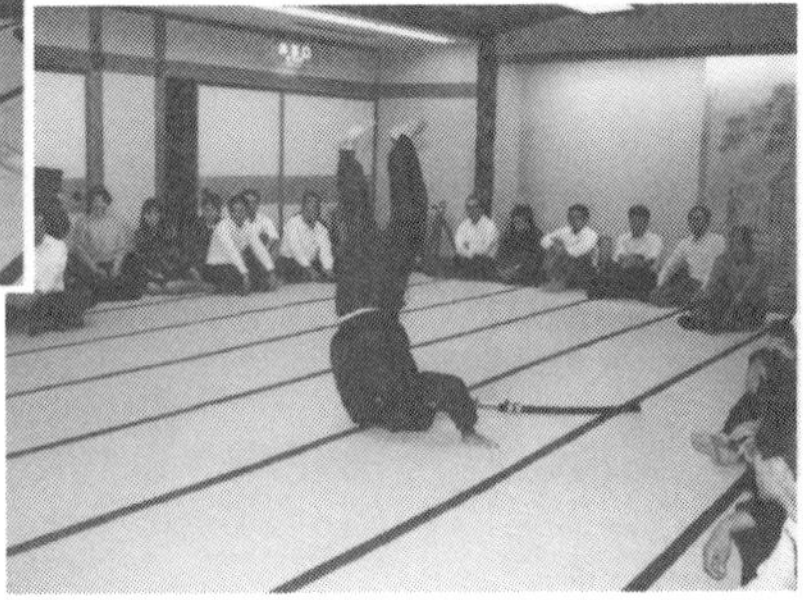
⑥さらにもんどりを繰り返す。

「いつでもどんな方法でもいいから、かかってきなさい」と彼らに言うと、二人はジリジリと呼吸を整えながら間合いを詰め、空手の押川さんは突きで、剣道の永家さんは上段からの手刀で、一気にかかってきました。しかし、またもや不思議なことが起こりました。二人が殴りかかろうとした瞬間、前と同じように、もんどりうって私の後方へ吹き飛んでいってしまったのです。

見学していた事務員さんは、そのたびに「ウワーッ」とか「すごい！」「ヘエーッ」「話には聞いていたが……」とため息とも驚きともつかない声をあげていました。

押川さんと永家さんが、今度はその女性たちに私と対氣をやるようにけしかけました。彼女たちも私との対氣を楽しみにしていたらしいのですが、あんなに激しい対氣を目の当りにしたため、すっかり怖気づいてしまって「結構です、結構です。私は修業が足りませんから」と尻込みをしてしまいました。無理もありません。男の人でもあの激しいやり取りを見たら、近づけやしないでしょう。私は恐怖心を和らげるため「あとでゆっくりやりましょうね」と言って、彼女の氣が落ち着くのを待ちました。

3．塾生たちからの手紙

(1) 富山からの報告――　押川　尚人

――前段略。

私は以前から松本祐という人の人間的な魅力に惹かれて、(塾長を中心にした) 経営的な勉強会を開いていた発起人の一人です。その会合は二、三カ月に一度開かれていますが、そのおり、日ごろの激務に疲れきって参加している私のようすを見て「よし、体を少し楽にしてあげよう」と言われました。今思いますと、そのとき塾長は〝氣の種〟と言いましょうか、〈氣〉のエネルギーを私に植え付けてくださったのだと思います。体がとても楽になり、夢を見ているような気分になり、そのままぐっすりと眠り込んだことを覚えています。

それからというもの、私は二、三カ月に一度塾長の〈氣〉を受け、吹き飛ばされるのを楽しみに富山から横浜港南台の道場に通っています。一泊二日、仕事のことをすべて忘れて修業に打ち込んでおります。

私が最初に〈氣〉を感じたのは手です。手が妙に暖かくなってきたのをはっきりと覚えております。そして腋の下を触ると暖かくなってきました。最初の頃は、塾長と対氣組み手をしていても自分では何がどうなったのか、なぜ触れられもしないのに後ろに下がるのか、吹き飛ぶのか、体操みたいなことをしてなぜ〈氣〉が出るのか全くわかりませんでした。私はあまり深く考えませんでした。そのことが結果的には良かったようです。塾長を信じて、鍛錬すればそのうち〈氣〉を感じられるようになるだろうと思っていました。

氣功を始める前は、胃腸が弱く高校生の頃から腹巻きを一年中していないとだめでした。体型のほうも食べても食べても太らない痩せ型で、病弱な体でした。ところが不思議なことに氣功を始めてから二カ月目の冬のことです。それまで必ずしていた腹巻きがうっとうしくなり、体が暖かくなるのが自分でわかるようになりました。子供たちも「お父さん、電気あんかみたいだ」と私のふとんの中に潜り込んでくるようになりました。

自分の体が本当に変わったのに驚いています。二年前の人間ドックでは血圧が高い、コレステロール値が高い、胃が弱っている、腸に小さいポリープができていると散々でした。ところが、今年はお医者さんが首をかしげながら、「悪いところは全然ありません。健康そのものです」と言われるではありませんか。

また、健康面だけではなく、運気と言いますか、くじ運がとても良くなってきているのです。例えば、三百人くらいの中、抽選で二人だけに旅行クーポン券が当たるなどというときも、「絶対に当たる」と思うと本当に当たったり、宝くじをはじめて買って一万円が当たったり、新年会でビンゴゲームをすると一番目に揃ったり……。良いことが本当に続くものです。

今年の五月四日から九日まで、中国・上海に氣功研修と交流のため、塾長と山形県の堀川さんと私の三人で行って来ました。この六日間は夢のようでした。一日がまるで一年のように感じました。

上海の與国賓館の美しい庭園、そのすばらしい環境の中での鍛錬、そしてすばらしい老師にご指導を受ける機会を得、一日も観光をせず、ひたすら氣功三昧の毎日でした。

上海で一、二と言われる奚潘良老師に氣功を教わり、塾長には対氣で飛ばされ、〈氣〉をたくさんいただき、最後にはまるで鷹にでもなったような遠く高い境地まで垣間見ることができました。感謝、感謝……感激、感激……の六日間でした。

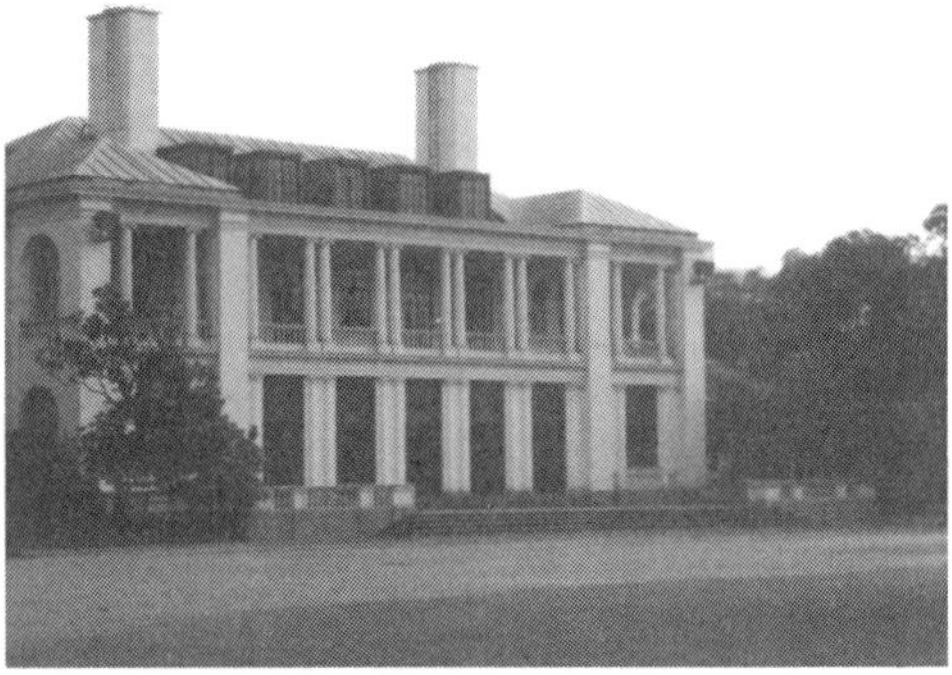
中国上海の與国賓館。著者が氣功を修練した中庭。

中国へ行ってみると、意外にも中国氣功は内氣功が盛んで、外気を出す人が少ないというのには驚きました。しかしここでも塾長の超能力的パワーを見せつけられました。

上海氣功研究所で塾長が脳電波のパワー（脳から出る生体パワー）を測ったときのことです。塾長が頭全体から〈氣〉を出すとコンピュータの針が振り切れてしまい、研究所の医師たちに大ショックを与えました。当初氣功研究所に行ったときは「日本人の氣功師なんかたいしたことはないだろう？」、そんな感じでした。ところが塾長のスーパーパワーを見せつけられるや否や、研究所の医師たちがどんどん集まってきて、対応も手の平を返したように違ってきました。そして、私たちは貴賓室に通され、医師や氣功師がそこにたくさん集まり、臨時の交流会となってしまいました。どういう鍛錬方法でそんな強いパワーが出るのか、呼吸法は？　イメージは？　心の状態は？　目をつぶってどういうものが見えるのか、などなど質問攻めにあっておられました。

私はかねてから塾長を凄い人だと思っていましたが、その思いがさらに確固たる自信に変わっていきました。

——後略。

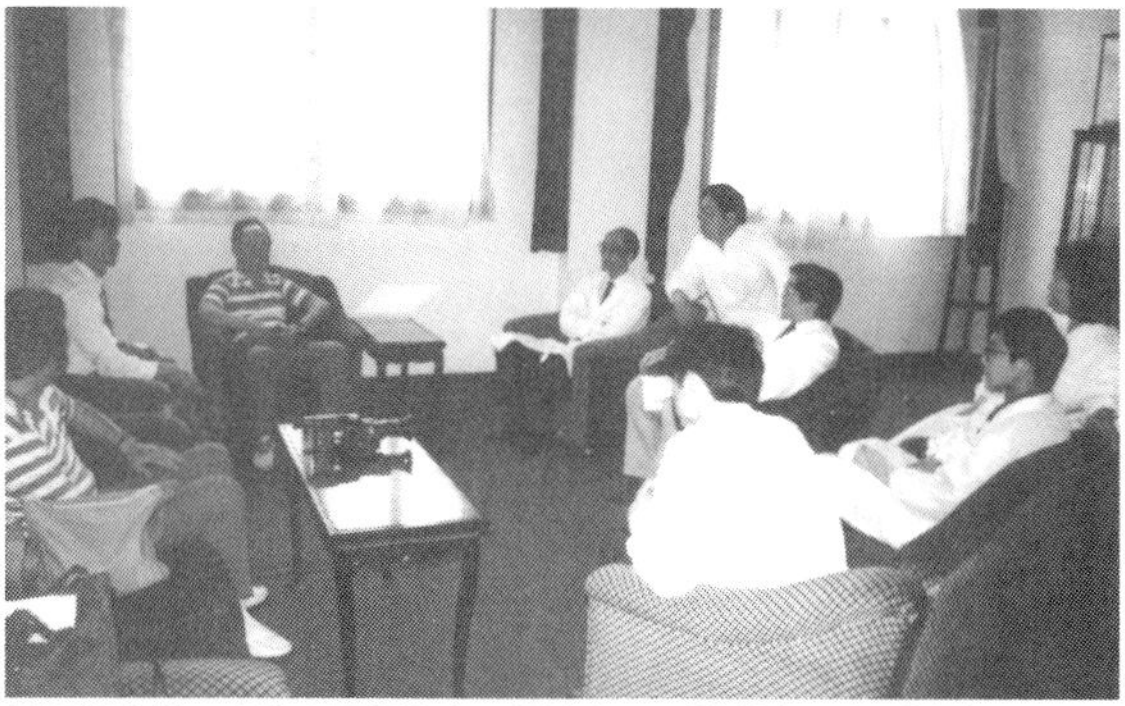

外氣測定後、大勢の医師たちに囲まれて（著者左から3人目）。

(2) 中国からの手紙

永家さんと押川さんの近況報告を兼ねた手紙をご紹介してきましたが、今度は遥か中国から私に届いた書簡を掲載させていただきます。

書簡を送ってくださったのは、閔福林さんという方で、中国の国立東洋医科大学で講師をしている医師です。私の中国におけるお弟子さんであり、去る五月に中国へ氣功研修に行ったとき、わざわざ汽車で十六時間かかるところから私たち一行に会いに来てくれたのです。
この書簡は私が帰国してから届いたものです。

〈日本語訳〉

——前段略。

先日は二人のお弟子さん同伴にて、ご多忙中にもかかわらず時間を作り、上海に来られ上海氣功研究所で氣功能力を計測されたことも、医療氣功を研修されたことも成功を収めましたね。おめでとうございます。

さて、去る五月九日、先生が上海を離れて日本に帰られた日のことです。私は不思議な体験を致しました。

夜の七時十五分から三十分までの時間、医者である私の友人と一緒に食事をしていました。そのとき突然、耳に少し不安定な状態が起こりました。それからは、友人の話す言葉も他の人の話す言葉も、音声は流れて遠くに聞こえているのですが、頭に入ってこないのです。中国語の意味も全然聞き取れなくなりました。そのかわり、日本語がどんどん入ってくるのです。まるで先生と押川さん、堀川さんの声そのままなのです。何を話しているのか理解できなかったのは残念でしたが、私はとても驚いています。どうして幻聴が起きたのか……。きっと先生はあの時間に私へ強い〝外気〟を出されたんだろうと私は思っています。友人もとても不思議な

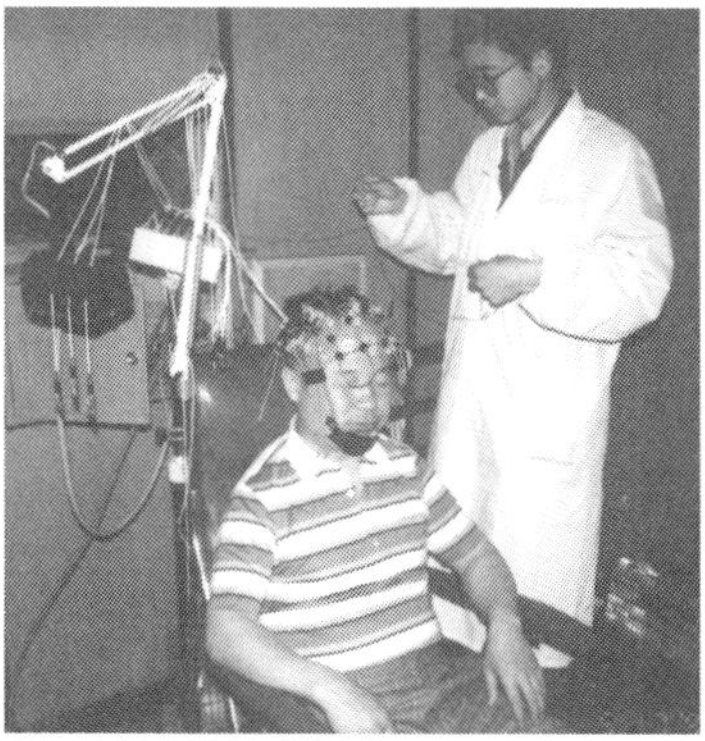

外氣の測定風景（著者）。

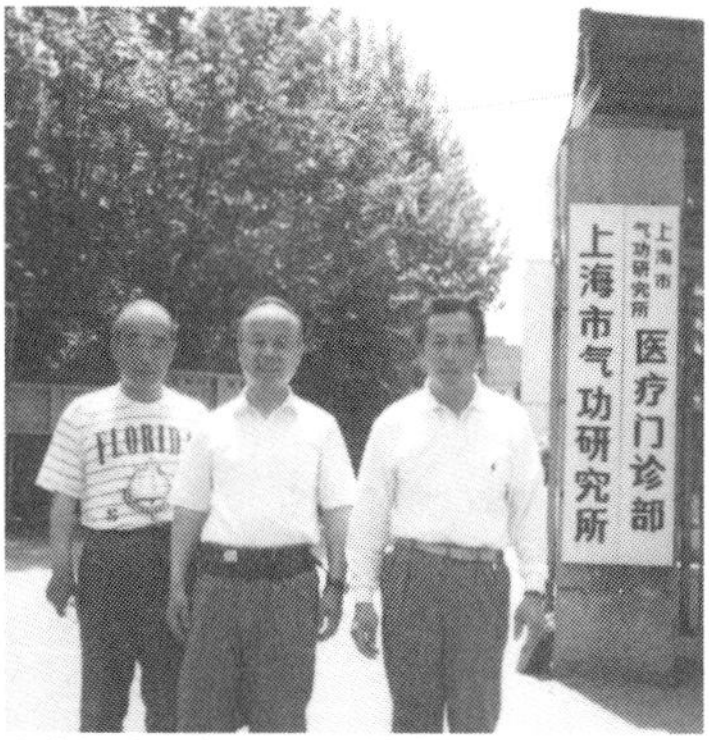

上海氣功研究所にて（中央）。

ことがあるものだと感心していました。（注：ちょうどその時刻、私は港南台の本部道場で、激しい外気を弟子たちに放出していました）

ところで、〈氣〉はとても玄妙な物質です。目で見えない、手で握れない、がしかし、現に宇宙で人間の周囲に存在しています。氣功は人間の自分の生命を討議し、奥深い内容がある学問です。太古の昔より、代々単に医者と武術家だけでなく宗教、特に仏教と道教の人たちも熱心に氣功を研究してきました。目的は、人間の健康と長寿を保つことに奉仕することです。実際、この面において大きな貢献がありました。だから、氣功は全世界人類の貴重な文化遺産だと言うことができます。

ですから、氣功研究者は必ず良い修業と高い悟り、品性が備わっていなければならないのです。けれど、普通の人は大半が氣功の本当の意味と目的を理解できませんから鍛錬にも興味がありません。また、ある人は氣功の生半可な知識しかない上に、目的が不純でめちゃくちゃに鍛錬し、ついに間違いを起こし、氣功の枝や葉に迷ってしまっています。

そういう意味では、先生は氣功家としては大変珍しい方だと思っています。お弟子さんたちの話を伺っていても、日本における氣功は明るい前途が開けており、遠くない将来に先生を指導者とする新しい氣功流派が誕生するでしょう。心で氣功を熱愛し、一生懸命鍛錬して世の中のためにと積極的に広めている先生の精神に、私はとても感動しております。だから私も先生と一緒に氣功を広め、人々に幸福を与えるために努力し、専門である東洋医学の知識を先生のためにお役に立てたいと熱望しております。

——後略。

第4章
〈氣〉の力、〈氣〉の訴え

おそるべき超能力者、久村俊英氏との出会い

この人をおそるべき超能力者と私はあえて呼ぶ……。

よくテレビ等で目にする街の超能力者とかマジックなどとはケタが違う。私も氣功師の端くれとして超常現象（?）を起こすことが可能ですが、その私が目の前で起こる現象に、言葉を失うほどの力をまの当たりにしました。そして、大げさに言うと人生観そのものが変わってしまいました。恐ろしくなって身の毛がよだちました。こんなことが世の中にありえるのか……。

（1）最初は空振り

久村俊英氏を知ったのは、船井総研会長、船井幸雄氏（ベストセラー作家、経営者、経営コンサルタント、講演家、〈氣〉の研究家などいくつもの顔を持つ人）の講演のテープを聞いたときに始まりました。その後読んだ船井氏の著書『続・人間の研究』を読んでいるとき、また、久村氏のことを詳しく書いているのを見つけました。

会ってみたいな……と思っていると、私の〈氣〉のお弟子さんである石井さんから、また耳寄りな話を聞きました。

石井さんも船井氏の講演を聞き、いてもたってもいられず福岡まで出張に行ったついでにタクシーを飛ばして、約一時間半かかる長崎県の川棚というところまで久村氏に会いに行ったというのです。そのときの驚きと感動はまさに言葉にするのがもどかしいほどで、興奮気味に私に話してくれました。

ますます会いに行きたい思いが募り、正月に里帰りする機会を狙って会いに行くことにしました。

正月三日間はどうしても時間がとれず、四日目にやっと時間がとれたので車を飛ばし、久村氏がマスターをしている喫茶店『あんでるせん』に向かいました。

店に到着すると、なんともう、二十数名の長蛇の列。私たちが並び始めると店の人が人数を数え始めました。イヤな予感がしたのです……。

「今日はもうこれで終わりです」

予感は的中、やはり私たちの前で打ち切りとなってしまいました。時間は午後四時半。言葉に例えられないほどガッカリ、気持ちはおさまりませんでしたが、しかたなく帰ることにしました。

ところが半年後、待ちに待ったチャンスがとびこんできました。九州の親戚に不幸があり、どうしても帰省しなければならなくなったのです。

「今度こそ、今度こそ朝早くから並んででも会いに行こう」

そう思い、ガッチリそのために一日予定を組みました。

「朝から並べば会えるはず!」

佐世保での用事を済ませ、翌朝一番で『あんでるせん』に行こうとしましたが、あいにく来客があり、実家を出発したのが午前十一時頃となってしまいました。

JR川棚駅の近くにあるバスセンターに着いたのは十一時四十五分。

この駅の向かいにある小さな木造二階建ての建物の二階が、その目指す『あんでるせん』でした。一階は果物店。

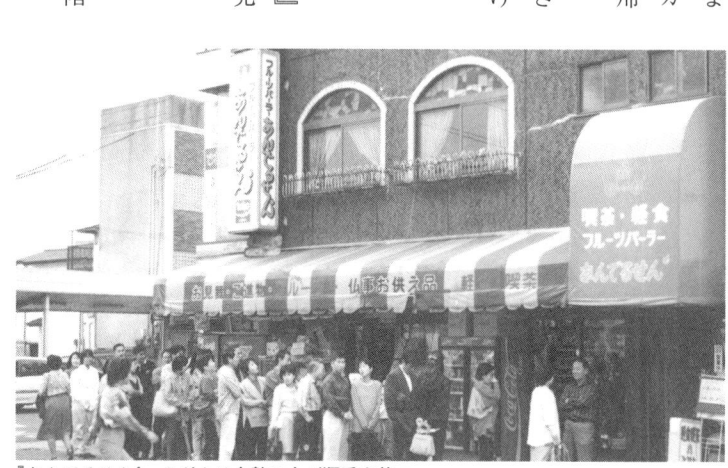

『あんでるせん』。ふだんは大勢の人が順番を待つ。

ソニーの会長、井深大さんが専用機で来店した他、経済界、プロスポーツ界、芸能界のそうそうたる面々が、この超能力者、久村俊英氏に会いに来ていると言います。そういう有名な店のわりには店舗は予想外に小さく質素なところでした。

着いたとき、意外と待っている人は少人数でした。この店の入り口は、十五段ほどのまっすぐで急な鉄砲階段の上にあります。入場者はその階段で延々と待つのです。

「あっそうか。午前の部が始まってみんな中へ入ったばかりなのか」

一番前には、若い男女が四名。もう一時間ほど並んで待っているとのことでした。

ドアのノブには、〈つぎは一時三十分頃からになります。少々お待ちくださいませ〉という札が下がっていました。「ああ、今日は二時間くらいで会えるのか、ラッキー！」と嬉しくなってきました。日曜・祭日は約十時間待つのもざらという話を聞いていたからです。

(2)『あんでるせん』の店内風景

外からは見えない店の中の世界。

船井幸雄氏に言わせると「インドのサイババと同じような超能力を持つ男」久村俊英氏。

「その超能力を披露してくれる店の内部はいったいどんなふうになっているのだろう」と、長時間並んで待っている間にいろいろ想像させられていました。

〈特別なステージがあって、その前にテーブルと椅子が並んでいる!? いや、見世物小屋風の内装と、マジックスタイル!?〉、そんなことを脳裏に浮かべながらも心はもうウキウキワクワク。子供の頃に戻ったようでした。

ドアを開けて中に入ってみると意外や意外。「ウワァー」と、思わず歓声を上げてしまいました。

「なんと暖かいファンタジーの世界だろう。まさに白雪姫と七人の小人の世界だ」

店の中央には枯れた大木が枝を伸ばしたままドンと立てられており、それを囲むように椅子やテーブルが可愛らしく並べてあります。壁には色とりどりの色紙で折った動物や建物といったものが所狭しと飾られていました。こんなすばらしい折り紙細工をいったいだれが折ったのでしょう。まさに『あんでるせん』のイメージそのままの世界でした。

入って右側には小さなカウンターがあり、その後ろの飾り棚の壁には、来店された有名人の写真が掛けてありました。竹村健一氏、ソニーの井深氏、西武ライオンズの元監督広岡氏、歌手の杏里、坂本スミ子、チェッカーズ、力士の舞の海、豊の海……などなど。経済界・スポーツ界・芸

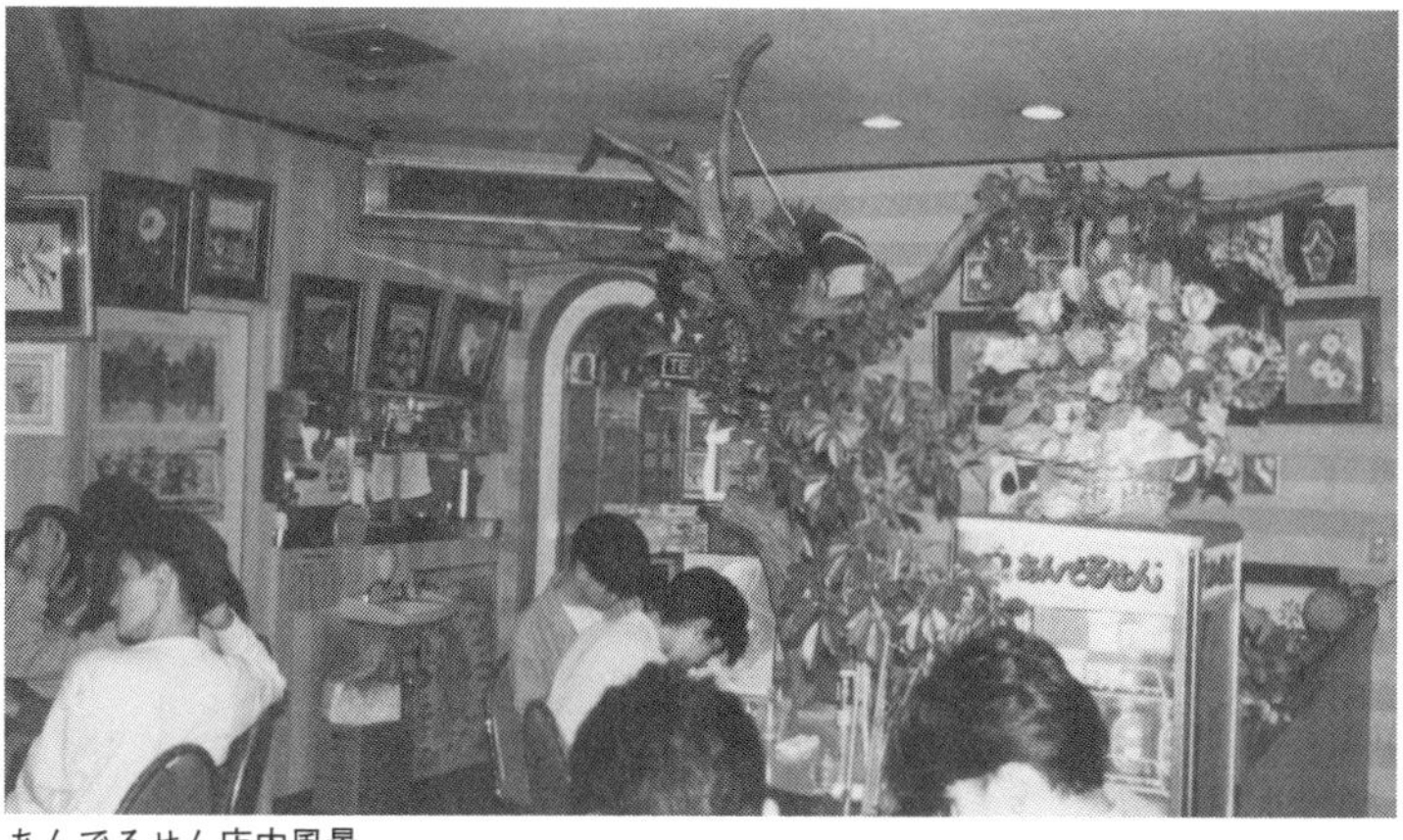

あんでるせん店内風景。

能界・評論家・医者などそうそうたる人たちばかりです。

こんな日本の最西端、長崎の川棚まで飛行機やバス、タクシーを乗り継いでやって来ているのです。この顔ぶれを見ても「ここのマスター、久村さんという人はとてつもなく凄い人なんだな」ということが伺えます。

食事を済ませて、かたづけも終わって「もうそろそろ始まらないかな」と思い始めたのが、入店してから一時間半ほど過ぎた頃でした。

(3) 驚きの始まり

店の一番端にあるカウンターに久村氏らしき人が入ってきました。

「こんにちは。朝早くからこのショーを見るためにお疲れ様でした……」

四十歳前後。スリムな体に優しい澄んだまなざしをして、にこやかな表情で語りかけてくれました。

「なんと感じの良い人だろう……」それが私の第一印象でした。やっとショーの始まりでした。

驚いたことに、始まると同時に私と同席だった例の医者らしい二人を捕まえて「お医者さんですよね。今から心臓を止めますから脈を取ってください」こう語りかけたのです。

二人は顔を見合わせて（なぜわかったんだろう。今顔をあわせたばかりなのに……）そんな顔をしていました。私でさえ三時間ばかり会話を続けているうちに、医学用語などが出てきたのでわかったのですが、久村氏はこの二人に一言も話し掛けていません。それなのに一瞬にして職業を言い当てたのです。

そんな二人の医師の驚きにはお構いなしで、久村氏は「これから心臓を早め、脈を早くします」と言うと、いきなり始まりました。脈を取り続ける医師は「あっ早まった」と驚いています。氏は続けて「これから十秒間心臓を止めます」そう言って平然としています。「あっ止まった。止まった」大きい声で医師は叫びました。職業柄かなりあわてているようすでした。しばらくしてまた「動かします」と言うと「あっ動いた」との声。本当にほっとしているようでした。

しかしこんなことってあるのでしょうか。人間の自律神経の交感神経・副交感神経は、自分の意思で自由にコントロールできないことになっています。胃を動かしたり、肝臓を自由に調節したりなどということはできるわけがないのです。ましてや心臓を止めることなど不可能なことです。死ぬとき以外は……。それをたやすくやってのける、まさに超人技です。

次に「だれかタバコを持っていませんか。一本貸してくれませんか」と久村氏。

一番後ろで見ていた人が、セブンスターの箱から一本を取り出し、おもむろに差し出しました。

何をするのだろうと見ていると、両手をちょうど水をすくうように開いて、その上に今のタバコをちょんとのっけたのです。そしてこちらの方を向いて「合気道か何かの先生で、人を〈氣〉で飛ばす人がいますが……ここではケガをすると危ないので、タバコを飛ばして見せます」と言って、手の平の上のタバコをポンと二、三十センチ上に飛ばしました。目を白黒させているともう一度手の平の上に乗せ、またポンと飛ばして見せました。

私は久村氏をカウンターを挟んで五、六十センチの距離のところで見ていたのですから、トリックとかごまかしなどできないはずです。しかも店内の照明はこうこうと明るい。それに彼は、半そでのTシャツにGパン姿、どこにもタネを隠せる余地もないのです。しかし、こんなことがなぜできるのでしょうか……。

確かに私も人からなかなか信じてもらえないこともありますが、〈氣〉によって人を飛ばすことができます。強烈に〈氣〉を放出すると、弟子たちは五十メートルくらい飛んでいきます。この原理は、丹田（下腹部のツボ）から出る〈氣〉のエネルギーを、労宮（手の平のツボ）を通じて激しく放出し、相手の人が持っている〈氣〉のエネルギーとスパークさせ、そのとき出るパワー（力）で人を飛ばせるわけです。

しかし久村氏の相手は人ではなく、タバコです。タバコという物体にそんなパワーが存在するのでしょうか。もしあるとしても、そんな小さなエネルギーがスパークするでしょうか。そんなことはあり得るわけがないのです。

となると、これは私の仮説ですが、自分の体に二つの大きな電極をつくり（例えば額と手の平に）それぞれを激しく放電させ、スパークさせたらどうでしょう。これなら可能性はあります。このスパークによる力なら、タバコくらいなら簡単に吹き飛ばすことはできるはずです。

しかし一人の人間の〈氣〉のエネルギーを二つの電極に分け、そんなに大きなエネルギーを蓄電できるでしょうか。もしそれができるとすると、今私たちがやっている氣功の常識も大きく変わってくるはずです。

（4）信じられないことが次々と……

次に「だれか五百円硬貨、百円硬貨を持っていませんか」と久村氏。左前列の男性と後ろに立っている女性がそれぞれ硬貨を出しました。何をするのかと思うと、百円硬貨に例のタバコで穴をあけ、通過させると言うのです。

「何！　物質を？　透明人間や幽霊のように通過させるのか!?」私はそれを聴いて「そんなことができるわけがない。トリックではないか」と猜疑心いっぱいで見ていました。

久村氏は、左手に百円、右手にタバコを持ってだんだんと近づけていきます。いよいよタバコと百円がくっつきました。普通ならこれで終わり。しかし、次の瞬間私は自分の目を疑いました。なんと私の目の前でタバコが百円硬貨を突き抜けていくではありませんか。そして、そのタバコが通過した後にはタバコの口径と同じ穴が開いているのです。手にとって見ると確かにさっきまで普通の硬貨だった百円玉に穴が開いていました。

穴の部分の金属はどこに行ったのでしょうか？　久村氏曰く「通り過ぎていったタバコの中にその金属の分子が入っていって含まれているのだ」と。物質の分子構造を変えたと言うのです。

私は一番前で見ていたので、そのタバコに触らせてもらったのですが確かに普通のタバコよりも硬くなっていました。中に芯があるような感じ。穴の開いた百円玉にも触って調べたのですが、ちゃんと穴は開いたままでした。

そのコインには、貸した人が先ほどマジックで書いた自分の名前がそのまま残っていました。そして、今度はその穴の開いた硬貨をそのタバコで逆に戻すと、その金属の分子が硬貨に戻り穴は塞がると言います。さっそく始まりました。出て行ったのとは逆の方向でタバコが穴を通り、戻ってくると本当に穴は塞がっていました。

また手にとってさっきの穴を調べると、かすかにタバコと同じ大きさの穴の跡がありました。しかしそれも時間が経つうちにだんだん薄くなって消え、普通の百円硬貨に戻ってしまったのです。人の持つエネルギーが金属分子まで変えることなど、本当に可能なのでしょうか。

ちょうどこの日は『空手バカ一代』で有名な極真空手の最高師範である大山倍達氏の亡くなった日の翌日でした。そのことに触れ、大山氏は若い頃超人的な破壊力を持ち、牛を素手で殺したり、十円玉を人さし指と親指で挟んで二つに折って見せるなどして有名であったことを紹介しながら、自分も五百円硬貨を曲げて見せましょうと言うのでした。

久村氏は、左手の親指と人さし指で五百円硬貨の端をつまんで、右手の平で少し扇子であおぐようにその硬貨に向かって〈氣〉を送り続

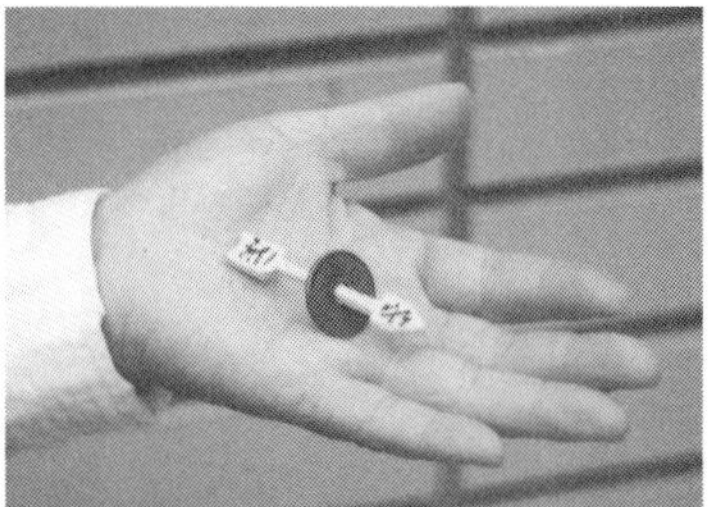
竹の矢が小さい5円玉を通過。

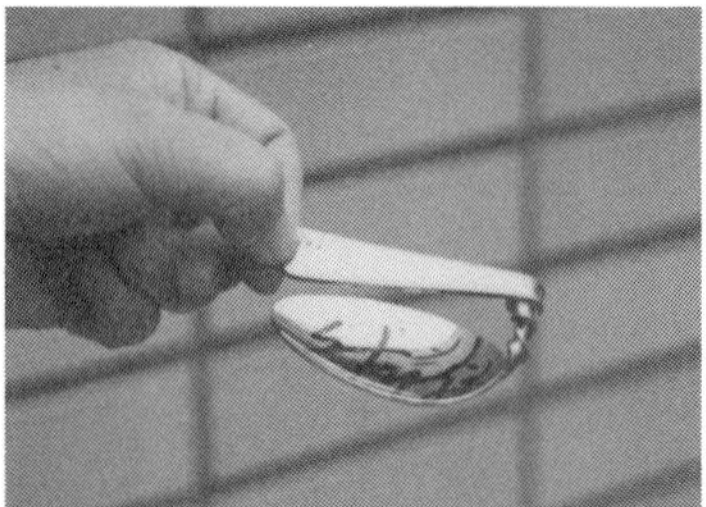
スプーンが水あめのように。

けました。四、五秒たったでしょうか。左手につまんだ五百円硬貨の中央からだんだんと曲がってきました。まさにスルメが火に当たってゆっくりと曲がってくるようでした。あんなに硬い五百円硬貨を〈氣〉の力によって曲げたのです。曲がったまま硬貨は持ち主に返されました。二、三日経つと元のコインに戻るということでした。

（5）久村氏による〝力〟の説明

人間には右脳と左脳があり、右脳は創造性、芸術、イメージ、閃《ひらめ》き、記憶などをつかさどり、左脳は論理性、理性つまり計算・判断・感情・思考などを行うと言われています。そして人間の潜在的なこのような能力は右脳の中に潜んでおり、それはわずか三パーセントしか活用されていないそうです。天才と呼ばれているアインシュタインでさえ、十三パーセントくらいしか使っていないと言われています。

「こうしよう」と思っても左脳で「そんなことできない。できるわけがない」とブレーキをかけてしまうので、せっかくできかかっているのに、途中で失敗に終わるということもあるのです。不思議に思えることでも良心に恥じないことであれば、どんなことでも実現可能というのです。かなり大きな目標であっても脳裏にそのイメージをしっかり焼きつけ「絶対にそんなことできるはずがない」という気持ちを起こさず、思い続けたならば右脳に潜在しているパワーが湧き出し、どんなことでも実現可能というわけです。

久村氏の説明では「この百円硬貨にタバコなど通るはずがない」そう思う心（左脳）が、できることもできなくしてしまうんだと言うのです。

久村氏はまず印堂（眉間のツボ）と硬貨を意識でつないで、この硬貨を通り抜くという念を送るそうです。そうして印堂からのエネルギーが首筋を通り、腕を通って右手の労宮（手の平の中央のツボ）から〈氣〉のエネルギーを放出し、硬貨に穴をあけたり二つに折り曲げたりすることが可能になると言うのです。

ですから、彼に言わせると、人にとって人生のすべての現象（出来事）は、その人の心の思いに起因する結果であり、偶然に思えることでもすべて偶然ではなく必然であり、その人が望む望まないにかかわらず、その人が種をまいた結果が現れてくるというわけです。

私は今までこれに似たような哲学は幾度か宗教書や哲学書で見聞きしてきましたが、現実に目の前で人の思いによる〈氣〉の作用の超人的な働きをまの当たりにして見ると、すべてを信じることができていなかった私にとって、その効果は充分すぎるほどのものとなりました。

久村氏は、その強烈なエネルギーを使って指と指との間に挟んだニクロム線（電熱器のコイル）を真っ赤にしたり、電球をつかんで明かりを灯すことなどもやってのけました。

これを見ると人の〈氣〉のエネルギーには、電気のエネルギーと同様のものがあるということもよくわかります。

〈氣〉のエネルギーは通常、宇宙エネルギーと呼ばれるものです。その宇宙エネルギーは無限だと言われていますが、その中から取り出された電気というエネルギーが発見されたのも、そう昔のことではありません。それまでは、電気エネルギーも今の氣功のエネルギーと同様に相手にされず、信じてもらえない時期が長くあったのです。

科学万能の時代にあっては、むしろ科学の方が遅れていることであっても、真実が否定される傾向にあるのはやむを得ないことなのかもしれません。しかし、これだけすばらしいパワーが現実に存在しているのですから、人類の幸福のために自由に使える日が一日も早く来ることを待ち望むわけです。

ところでニクロム線を指に挟んで真っ赤になるまで加熱して「よく火傷しないな」と思っていたら、やはり指先に小さな火傷をしていたようです。水疱になっていたようですが、労宮（手の平）からそこに〈氣〉を送って自分で治療すると二、三秒でその水疱は消えてしまいました。すごい治癒力です。

久村氏は自分の超能力は氣功ではないと言われましたが、少なくとも広い意味では氣功と同種のものと考えられると私は思っています。私も、下の息子がそば屋にアルバイトに行っていて、誤ってそばをゆでる釜の中に片手を突っ込んで大火傷をしたとき、氷で冷やしながら氣功の〝外氣〟を放出してあげると、水泡もできず、数日で完治させた経験を持っています。〝外氣〟を出すための修業方法によって呼び方が違うだけなのだと思います。

（6）久村氏が超常現象を起こすたびに、何か不思議なものを体の一部で感じ始めました。

私は久村氏が超常現象を起こすたびに、何か不思議なものを体の一部で感じ始めました。今までに感じたことのない、途方もなく大きな放射線のようなもの……。先ほどから「この感触って何だろう。何だろう」と思っていました。最初のうちは「おや？　体調を崩したかな？　あるいは、さては昨夜のお酒が少し残っていて、そのせいか……」と思っていました。

体がしびれるような軽いめまい。あるいは何かドンと重いものを感じていました。しかし、今はそれとも違う。今までに感じたこともないものが体の中に浸透してくるようでした。

そう。それはわれわれが道場の中で取り入れている〝対氣組み手〟という、〈氣〉が激しく放出され、体が飛ばされるときに感じる独特な感触に良く似ていることに気がつきました。

「やはり、相当なエネルギーを放出しているのだ」。これまでの超常現象が、トリックでないことを私の細胞段階で理解できるようになりました。それが解ってくると、喜びもまたひとしおでした。全く未知なる所に足を踏み入れ、新しい触覚に目覚めたようです。

出会い、そして体験。すばらしいものに出会った感動と興奮。「すべての人生の出来事は必要必然。偶然というものはこの世に存在しない」という私の信条や人生経験からすると、私はとてつもない人との縁があったということになります。

私は何か久村氏との間で大きなパワーが働き、二人をお互いに引き付けたように思えてなりませんでした。「会うべくして会った」彼の超能力パワーのエネルギーとの融合により、また新たな〈氣〉

の展開になるように思えてなりません。

目の前で起こるさまざまな不思議な現象。

頭で考えれば考えるほど、わからなくなってしまいます。しかし、目の前で何か変化が起こっているのは確かです。それは細胞で感じていました。手の平がジンジンして、真っ赤になっていました。印堂（眉間）もぴくぴく動いて、体の十二経路（気の通り道）もグルグル〈氣〉が巡り始めていました。大きな〈氣〉のシャワーを浴びている。そんな感じで、とてもとても心地がいいものでした。

笑顔でとても気さくな久村氏の、少年のような童顔の表情がときどき垣間見られました。澄んだ目。ビー玉のように澄んだ目。目は心の窓といいます。なんて邪心のない、生まれたての赤ん坊のような目をしているのでしょう。すべての心の垢を取り去り、迷いのない澄み切った心だと、こんなきれいに目が澄んでくるものなのでしょうか。予知、透視、念力、物質を変化させる超能力など、どうでもよくなってきていました。

何だかそれが、本当かトリックかなどということにこだわっている自分が、とても小さく見えてきたのです。

毎月何千人もの人が彼に会いに来ています。テレビや雑誌の熱心な取材や出演依頼にも一切応じず、お金も全く受け取らない。その久村氏の清貧なる心が何を訴えているのか、ついにわかってきた気がしました。やっと……。

「心を変えるとすべてが変わるんですよ。世の中には、困難に思うこと、できないと思ってしまっていることが数多くありますが、それは困難に思う心が、できないと思う心が、できない結果を生み出しているだけで、思いを積極的にしたら、確信したら、すべてが可能になるんですよ。私が、硬い物質の中を柔らかい物質で貫通させるのを見せたり、慣性の法則から言えば、物質が空中に浮遊することなんてあり得ないことですが、それを可能にしているのは、できない、あり得ないという気持ちを心の中に一点も持たないからですよ」と……。

「これは戦前からある「やればできる」の根性論とは全く違うんです。永遠なる宇宙の法則なんです。世の中は良いことをすれば良くなるし、悪いことをすれば悪くなる。わかりきった原理ですが、これに起因する心も同じなんですよ。すべての現象は心の反映なんです。健康にしても、幸運にしても、いつも心をポジティブ（積極的）にしていると、溢れんばかりの〝良いこと〟が与えられるんです。チャンスは巡ってくるんですよ。世の中は良くなっていくんです。たとえどんな病であろうと、私たちには自然治癒力という無限の力が与えられています。その大きな力が働いて、自然に回復に向かうのです」と……。

「大切なのは弛緩の集中です。集中には、緊張の集中と弛緩の集中というものがあります。体も心もリラックスさせて一点を積極的な心に集中させる。ピントを合わせる。このことがとても大切なんですよ。これを会得できるとすべてが変わります。その一番大切な〝気づき〟を促すために、私は〝こんなこと〟を続けているんですよ」

そう久村氏の心が訴えていると、私は感じたのです。

第5章 〈氣〉の奇跡

〈氣〉の奇跡

氣功を続けていくと、よく〝奇跡〟に出あうことがある。これを書き始めると、派生するいろいろな問題が予想されるので、実は今回はできるだけ避けようと思っていました。

例えば、

・治らないと言われた不治の病が治った
・危機的な事故に出遭い、奇跡的に助かった
・会社や商店の業績がうそのように順調にいき、金運にも恵まれた

・すばらしい人との出会いがあり、それをきっかけに人生が大きく開けた……ｅｔｃ

事実、こういう現象は、よく起きます。

こう言うと、「なぜ？　どうして？」という反論がすぐ繰り返されます。

必ずそうなるかとか再現できるのかの問いには、正直のところ「ノー」と答えざるを得ません。

しかし、たびたびそういう現象が現れ、そして続くようになると、「たぶん」とか「運がよければ」と言えるくらいの確信めいたものが出てきます。

次第に、修業が進み心の透明度が増し、そしてあまり我欲にとらわれなくなると、その頻度はさらに高まります。確信が次第に「信念」となっていくのです。

あとはまさに〝天の意志〟と言わざるを得ませんが……。

その一例を紹介してみます。

1. 一パーセントの確率だと言われた命が奇跡的に助かり、半身不随を宣告された人が歩き出した

この章を書こうと思ったきっかけにもなった出来事です。

〝事件〟はこの本の執筆中に起こりました。私の相棒、片腕ともいうべき（私と同じ年）頑強な佐藤昇棟梁が、突然現場で倒れました。側にいた弟子たちがすぐ救急車を呼んで病院へ搬送しました。医師の見立ては、心臓に一番近い大動脈の亀裂。これが進めば、あの石原裕次郎が亡くなった大動脈瘤破裂。原因はわかりませんがだれにでも起こる可能性のある病気とか……そんなことがあっていいものでしょうか！

破裂するのは時間の問題だそうで緊急手術をすることになりました。手術は八時間の予定が十四時間にも及び、難しい手術でした。私の会社の創業メンバー三人のうちの一人で、まさに身内の中の身内、とても冷静ではいられませんでした。彼は独り者なので、私と家内と私の息子二人が、まんじりともしないで無事手術が終わるのを祈っていました。

絶対治る、いや絶対私が助けてやる「安心しろよ、親方！」。私は心の中で念じ続けました。そして永い永い時間が過ぎていきました。

その間にフーッと、これまでさまざまな逆境を乗り越えてきたときの手法が頭に浮かんできたのです。それは『心の絵の手法』です。起こっている問題を特定し、それがまさに成功してうまくいった姿を心の中でイメージしながら、ゆっくりと氣功状態に入っていくのです。繰り返し繰り返し、それが現実か空想かの境がなくなるくらいまで、まるでカラー写真のように見えるくらいまで……。

私はすぐこういうイメージを心に描きました。

まず、完全に治り元気になった姿を思い浮かべたのです。彼が「イヤー、オレ命拾いしたヨ」。そしていつもの調子でにこやかに語りかけてくれる。私もニヤっと笑って「一度死んだ奴は二度と死なないからナ！」ってジョークで返す。

そんなイメージの中で会話を楽しみながら（？）十四時間をひたすらじっと待ち続けました。

一晩中、繰り返し繰り返し、『心の絵』を思い浮かべながら。氣功状態が深くなっていくと心は安らかになり、すっかり彼の側についているような感覚さえ覚えました。たぶん私の〈氣〉は私の印堂（眉間）から出て行って彼の側で見守っていたのかもしれません。

しかし……。

なんとか無事手術も終わり、十四時間後集中治療室で現実をまの当たりにして愕然としました。変わり果てた手術後の姿。多くの管に繋がれ、顔はむくみ、『心の絵』とは大違いです。それは手術の大変さを物語っていました。

医師によると、こうなって病院に運ばれて手術が可能な人は十パーセント、そのうち無事成功するのが十パーセント、つまり生き残る確率は一パーセントであるということです。正直ショックでした。

さらに過酷な事実が明らかにされました。

医師の話ではまだ予断を許さない重態であるということです。その後の感染症の怖さ、そして（医師の）思ったとおり、脳梗塞を併発しており、左半身が完全に麻痺し、運良く命が助かっても車椅子の生活は避けられないことなど……詳細にわたって病状や回復までの見込みが告げられました。

しばらくは他人事のように呆然として話を聞いていましたが、すぐ気を取り直し、仮に現代医学で難しいと言われても、何とか〝命さえ〟助かれば……と彼の側に座り、快癒を祈りながら頭頂部（百会）からひたすらどんどん〈氣〉を入れていきました。

回りの看護婦や医師からの、すこし怪訝な視線を背に感じながら……。

そして、あの「にこっと笑った顔」のイメージを思い出し、そのイメージを楽しみながら〈氣〉を送り続けました。麻酔が覚めるまでの三日間毎日毎日、許される一時間の面会時間中ずっとそれは続きました。私はこれまでの経験から、氣功治療は発病したらすぐに行うと、すばらしい結果を生むことが多いと知っていましたから。

幸いにも、四日目、やっと麻酔から覚めました。「わかる？……」という質問に弱々しく「うん、わかる」とうなずいてくれたときは、まさに〝一パーセントの奇跡〟です。本当に嬉しかった。

しかし、その後、少しずつ元気を取り戻しながらも医師の見立てどおり三週間たっても四週間たっても、左半身の麻痺は残ったままでした。

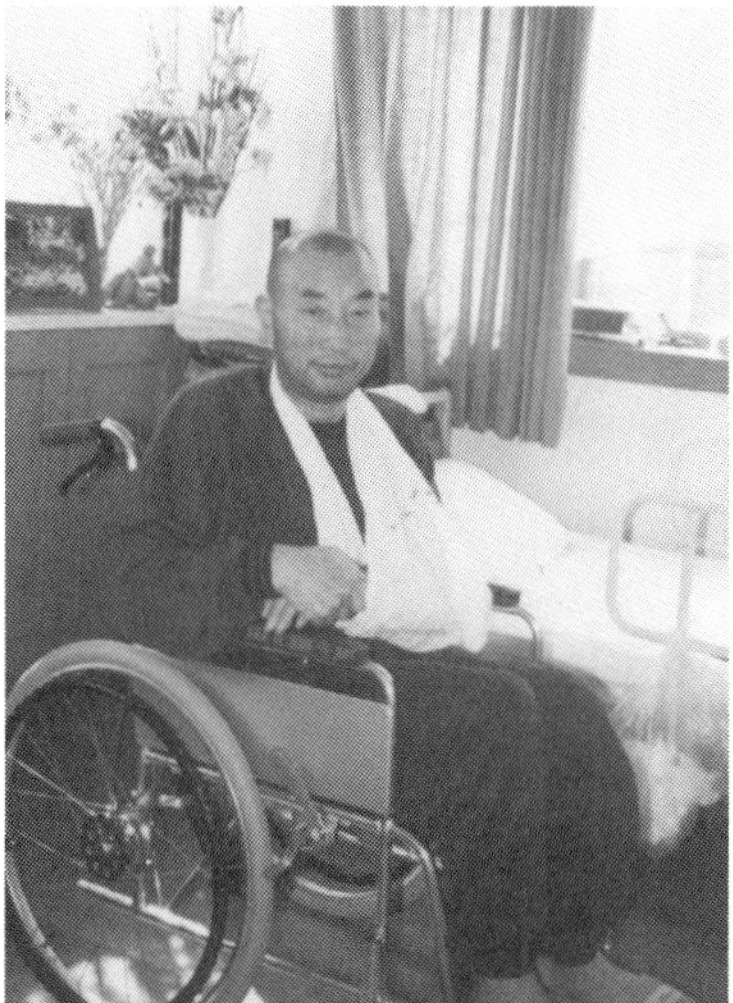

奇跡的に一命をとりとめ、療養中の佐藤棟梁。

六週間目。でも、なんだかこのままであるはずがないという予感がしてなりません。容態が安定してきたので、とりあえずわが家に引き取ってようすを見ることにしました。広いリビングの一角に、テーブルを片付け、一番日当たりの良い庭がよく見えるボウウィンドウの前に〝彼の部屋〟を作ってあげました。

それから二週間後のことです。まさに奇跡が起こりました。ダイニングルームのカウンターに一人座ってお茶を飲んでいると、後ろの方からすたすた歩いてくる気配がしました。ほかにだれもいないはずなのに……と、ふっと後ろを振り返って見ると、そこにはそれまでベッドに寝たきりだった彼の姿がありました。

にこっと笑って、両足でしっかり立っているではありませんか。

思わず、「エーッ、ほんと!?」「歩けるようになったの……?」「良かったね、本当に良かった……」まぶたの裏からジワーッと嬉し涙が出てくるのを必死にこらえていました。

あの状態から一パーセントの確率で生還し、そして担当医の〝宣言〟に反して、自分の足でしっ

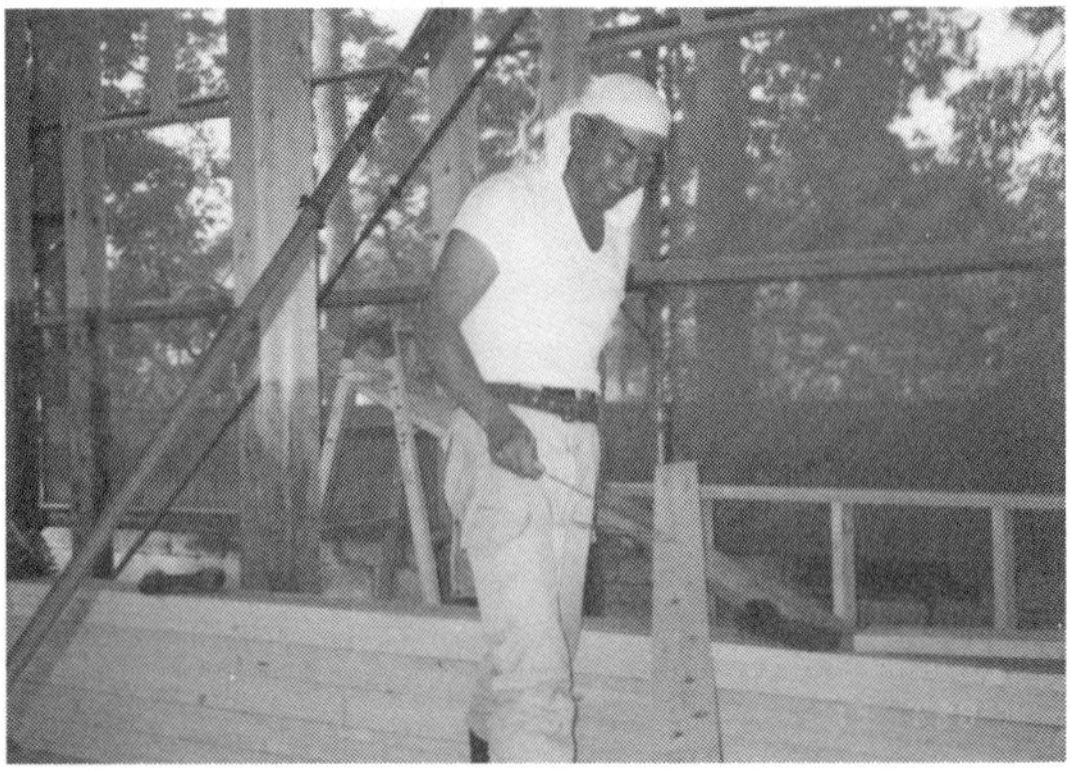
再び自分の足で立ち、仕事にも復帰した佐藤棟梁の笑顔。

かりと立ち、自然に歩けるようになったのです。

「オレ、命拾いしたよ……」と言う目に笑みをうかべて……。

これは後日談ですが、実はもうすでに二、三日前から歩けるようになっていたのでした。もっと元気になってから、私を驚かせようと家内と、密かに画策していたのが真相のようです。

このときばかりは、神様に何度も何度も感謝しました。

2. ガンが消えた

創業後入社してきたはじめての社員、荒木映子さん。

私の秘書でもあり、かみさんと佐藤棟梁との三人の頃から苦労を共にしてきたかけがえのない人です。

彼女のご主人が会社の定期検診で肺にガンが見つかったと言います。二次検査、三次検査を受け、病室が空き次第手術……ということになり、名医を求めて、自宅の横浜からは少し遠いけれど東京の某有名病院に入院することになりました。

手術の日取りも決まり、「これから先、病状によっては、どのようになるかわかりません。会社を辞めて主人の看病に専念することになるかもしれません……」と彼女は挨拶にやってきました。

その頃、彼女は氣功の指導の手伝いをしながら、自分でも氣功を稽古していたので、「荒木さん、絶対大丈夫だよ、荒木さんがついていたらきっと良くなる心配ないヨ……」とはげましたのです。

さっそく、事務所の神棚の前に「快癒祈願」と書いた半紙を貼って、毎日〝良くなって喜んでいる姿〟をイメージしながら〈氣〉を送っていました。

入院、そして検査手術の前日、さらに現在の進行具合や体調を調べるため、再度精密検査をしたときのこと。医者がアッと驚きました。レントゲンにガンの影がなくなっていたのです。

その結果を聞いて、荒木さんご夫婦は声を上げて叫びたい、はしゃぎたい気分だったそうですが、同じ病室の患者さんのことを考えて、喜びを押し殺して静かに病院を後にしたそうです。

3.〈氣〉でカジキを釣る

五、六年前の夏のこと。かみさんと織田君、渡辺君という若い社員二人を連れて、沖縄石垣島へ旅行に行くことになりました。

石垣島からさらに小一時間船で行ったところの、小浜島にあるハイムルブシというリゾートホテル。日本最南端にある白い砂浜とアクアブルーの海。島全体がホテルではないだろうかと思えるくらい、それは広大なリゾートホテルでした。

手入れの行き届いた南国風庭園。赤レンガの屋根と白壁のバンガロー風の、二階建ての宿舎がその広大な庭園の中に点在していました。気分はすっかりリゾート……。

フロントのある大きな平屋の建物にあるロビーに行くと、そこにはトローリングで釣り上げた巨大な魚拓がいくつも飾ってありました。何を思ったか織田君が、この魚を釣りに行きたい……、と言い出したのです。私は釣りの経験が少しありましたが、他の者はほとんどなく、その彼が「この魚釣りましょう」と指をさしたのが、二メートルを超える巨大なカジキ。

専門に狙っている人でもめったに当たらない代物です。夕食のときまでその話は持ち込まれ、お酒も少し入ったせいもあって、話はさらに盛り上がり、「社長は〈氣〉で人を呼べるんだから、魚も引き寄せられるんじゃないですか⁉」……とおだてにかかります。

私も、そう言われてみると悪い気もせず、「じゃあ」ということになりました。

一晩わいわい協議の末、カジキねらいのトローリングは丸一日の遠出で料金も高いし、カツオ狙いの近場の三時間コースでカジキにチャレンジすることにしました。

翌朝、さっそく早起きしてボートをチャーターし、漁に出ました。そのようすをカメラにおさめようとビデオをまわし続けました。

後で再生してみると、このとき既に、四本の竿のうち、「この竿にきっとカジキがかかるよ！」と、スタート時点で私が言っているのが写っていたのですが、本当にそのとおりになりました。

一時間ほど沖合いに出て漁場に向いましたが、あいにく台風の接近で大きなうねりに出くわし、

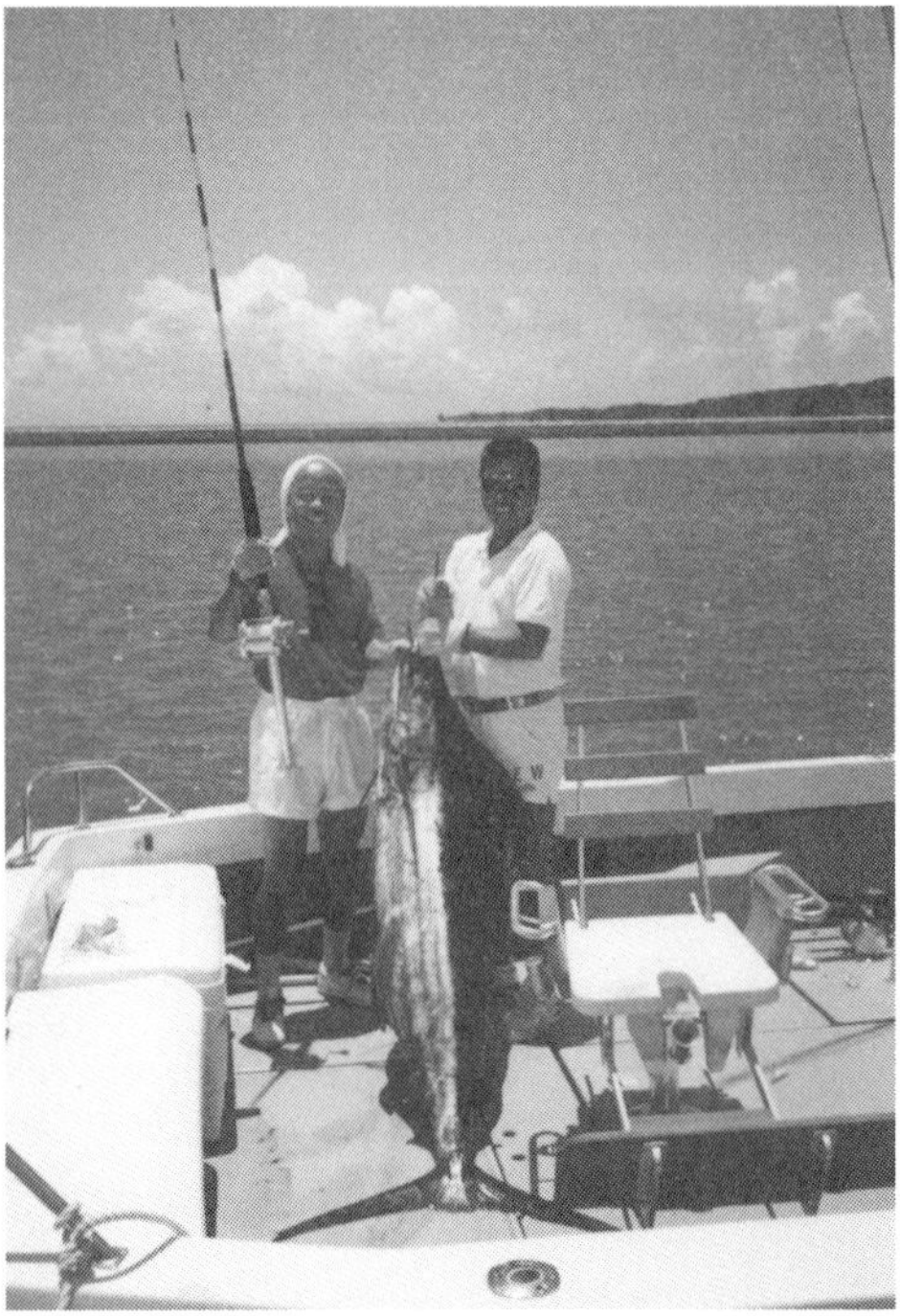

みごと〈氣〉で釣り上げた巨大なカジキ。

あきらめて、影響を受けていない湾内に引き返すことになりました。

そこは漁場からすっかりはずれ、カジキどころかカツオすらどうか……という場所でした。

時間のこともあるので、しかたなくそこから糸をたらすことにしましたが、思っていたとおり何の魚信《あたり》もありません。回りの三人を見ているとすっかり飽きてしまって、船酔いが始まったらしくうつらうつらするもの、頭を船べりに下げるもの……もうすっかり昨夜の元気はうせていました。

そのときです！　私の脳裏にフーッと〝飛び上がるカジキ〟の姿が、まるでカラー写真のように鮮明に浮かんできたのです。このカジキがガツーンとヒットしたら、みんな船酔いなど吹き飛ぶだろうな……と夢想し苦笑いをしていました。

そのとき、「ガツーン」と、〝例の予言（？）〟した竿が弓のように折れ曲がり、「ジー」と、リールのけたたましい音がしました。

クルーザーの二階の操舵席から見ていた船長が、「カジキだ！　カジキだ！　他の竿を上げろ‼」と突然叫びだしました。何が起こったのでしょうか⁉

寝ぼけまなこの三人が、糸を流したまま慌てて竿を取り込もうとして、「バカヤローッ！　糸巻かないで仕舞い込むやつがあるか！」と船長に怒鳴られる始末。

それから約一時間十五分の攻防戦。真夏の炎天下での格闘。汗にまみれ、体力を使い果たし、フラフラになりながら、かろうじて引き寄せることができました。まさにスポーツフィッシングと言われるゆえんです。

昨日、ホテルのフロントで見た、あの二メートルの立派なカジキです。

私たちも釣り上げた喜びにはしゃいでいました。

ところが、その魚を船に上げ、それを見た瞬間、船長の顔色が急に変わったのです。

「こわい！」そう言い出しました。「こんなことが……！」ブツブツつぶやいています。三十年も船に乗っていてもこんなことははじめてだと言います。そうでしょう。つまり私が印堂（第三の目）から〈氣〉を送った証拠、大きな釣り針が口にではなく、カジキの眉間に深く食い込んで釣り上がってきたのです。

こんなことが……。

一同、顔を見合わせ息を呑んで立ち尽くしてしまいました。

〈氣〉を修行していくと先見性が磨かれてきます。ときには未来に起こることが予測できたり、予見できたりもします。経営者や学者、ビジネスマンの方もそれを活用するとすばらしい結果を生むこともあるのです。この話もその一例です。

4．未来が見える

中国でお世話になった上海氣功研究所の所長である柴剣宇先生が、日本のある団体の紹介で来日され、東京の中野サンプラザで講演があるという知らせが届きました。久しぶりにお会いできることを楽しみに、さっそく、中野に向かいました。

ちょうどその頃、柴先生が出された日本語版の氣功の本を手に入れていたので、会場までの二時間、ちょうどいい機会なのでゆっくり読んでいくことにしました。パラパラめくりながら読み進めるうちに、なんとなくある日本そば屋さんのイメージがふっと出てきたのです。

はじめは気にも留めませんでしたが、柴先生の写真が出てくるページになると必ず、そのそば屋さんの絵に遭遇するのです。中野に着くまで何度となく出て来て、だんだん〝その絵〟がはっきり映し出されてきました。

「あっ、もしかして……」、以前にもこのような現象が起ると必ず何かあったので、今ではそんなときは、その運命をそのまま素直に受け入れることにしています。

中野駅で下車して、講演まで少し時間があったので、中野サンプラザのある北口商店街をぶらつくことにしました。

ラーメン屋、ハンバーグ屋、日本そば屋、洋食屋、うどん屋、次々と目に入ってくるのですが、なんとなく足が向きません。

しばらく歩いていくと突然、電車の中で見た日本そば屋さんが、そのままの姿で現れました。この店だ!! 吸い込まれるように私はその店に入り、手短かにそばを注文しました。

注文が済んでふっと目を例の本に移したところ、すぐ後から五、六人の団体が入ってきて、私の横に席を取りました。その団体こそ、まさに今中国から着いたばかりの柴先生一行でした。

私が本に集中していて気づかずにいると、通訳の一人がビックリした表情で、「松本先生、どうしてここにいるんですか?」と尋ねてきました。

「実は、先生のご本をじっと見ていたら〝このそば屋さん〟まで引き込まれたので、ここでお会いできるのではないかと思って待っておりました……」と答えると柴先生もビックリされました。「それは氣功でいうと〝特殊功〟といって、ごく限られた人の持つ能力、エスパー(超能力)の一種なんですよ……」と説明してくださいました。

今、中国氣功研究所ではエスパーの松本ということで研究対象になっているようです。

5. 仕事に恵まれ人生が開ける

私は氣功のほかに住宅の建設会社を経営しています。

十八歳で九州から単身上京、淋しくもあってか二十一歳のとき、当時十八歳の妻と早くに結婚しました。生まれてきた二人の子供たちにお風呂のある暮らしをさせたい……それが二十五歳でこの業界に入った動機でした。

〝自分の目標である理想の会社〟を目指して、三十三歳のとき創業。

お金の苦労もありました。仕事をする事務所、加工場の確保。腕のいい職人さんの確保と社員の育成……すべてが一からの出発。生みの苦しみの連続でした。

氣功に出会う前は、それが切り立った崖に思え、「なんてことを始めたんだ……」だからといって引き返すこともできず、進むこともままならず、苦悩と落胆、忍耐、そしてときには疲れて絶望の連続の日々を送っていました。

しかし、氣功に巡り合い、体を緩め、心を広げることを覚えてからは、自分でも信じられないような人生が開けてきたのです。

「百年健康住宅」、それがわが社のブランドです。

人も建物も、百歳まで元気で楽しく生きていこう……。これがコンセプト！

荒木さんとかみさん、そして棟梁の佐藤の親方の三人と一緒に、小さな事務所にいた（二十年ほど前の）創業期、「港南台（今の本拠地、横浜の郊外にある理想の住宅地）にオフィスをだしたいネ……」と毎日寝言のように言っていました。そんなに大きくなくてもいいけれど、駅に近く、角地で目立つところがいいね。

お金が貯まるように建物のデザインは金庫をモチーフにしてデザインしよう……と、ことあるごとに熱く、語り掛けていました。

「社長、また夢のようなことを言っている」

「お金あるんですか？　あてがあるんですか？」

「いや、ない。しかし私の頭の中には無限の可能性がある。きっと実現することだろう！」

そう言うたびに自分の心の中にしっかりと「心の絵」の設計図ができ上がっていきました。

それから二年が経った頃、「あなたなら売っても良い」という地主さんが現れ、銀行も「必要な資金は融資しましょう」ということで、だれもが欲しかった港南台の一等地に、しかも角地に〝金庫型したオフィス〟を建てることができたのです。

言うことをはばかられますが、現在、この大不況の中でも年々信じられないような業績を上げています。その繁盛ぶりに、社員も「うちの会社すごいですね」と口々に言うようになり、最近は「なんだか（良すぎて）こわい感じがします。」と言い出す始末です。

また新井君という古い社員が、「社長は以前、『この建物は金庫だ、金庫だ』とよく言っていましたが、本当に〝金庫のようなすごい会社〟になりましたね……」としみじみ語ってくれました。

無一文の出稼ぎ人生。

経験もなく、大学で専門に勉強をしたわけでもない専門分野、建築。

〝体を緩め、心を広げる〟と、不思議にその隙間を埋める人が出てきて、不思議とすべてがスムーズにいった。

すばらしい人たちに巡り会い、社員や職人さんに恵まれ、次々にアイディアが湧き出し、何の迷いや抵抗もなく、そのインスピレーションのまま突き進んでいくと、それがすべてうまくいく。

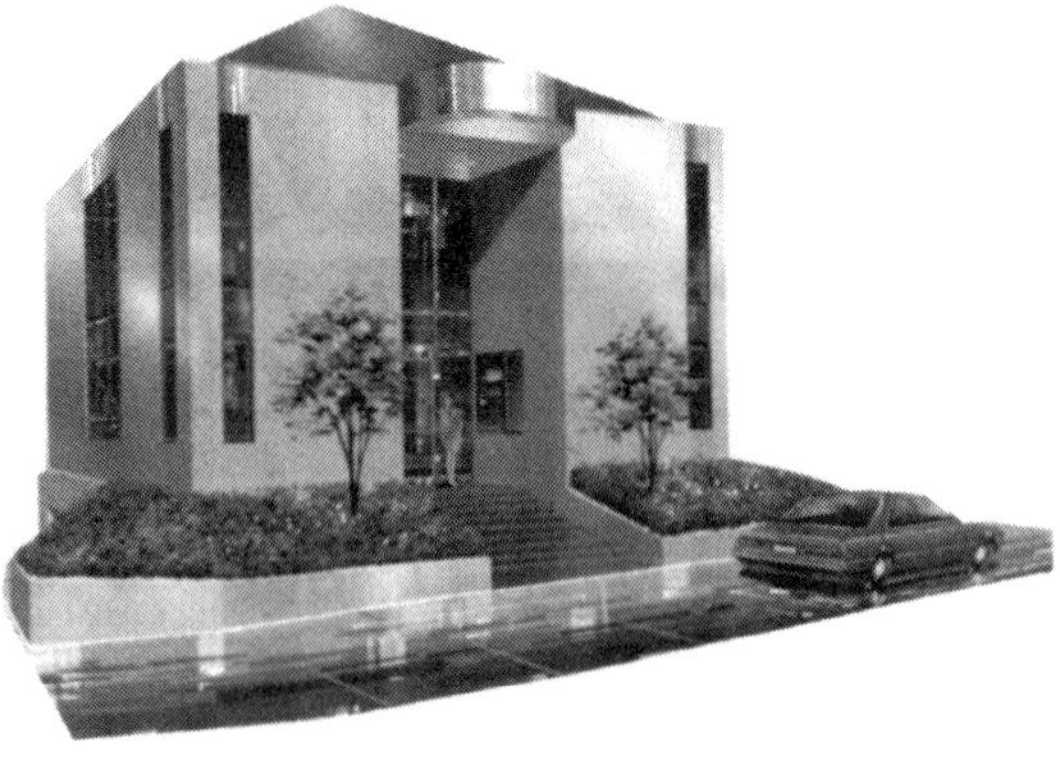

幸運を呼ぶ「金庫型オフィス」。

そして、その運を人にもわけてあげられる……。

最近私に会うと、「いいことがあった」とよく言われます。しおれた花がまるで水を得て生きつくように、話を聞き、そばにいるだけで心がなごみ、「元気になった」「人生が楽しくなった」「生きる勇気が湧いてきた」……と。とりとめもない私の一言一言に感動され、涙を流されることも少なくありません。

十年以上も続く構造不況の中でも、ここだけは別世界のように繁盛している秘訣を求めて、年間数百社に及ぶ企業の幹部や社長さんが来訪されます。

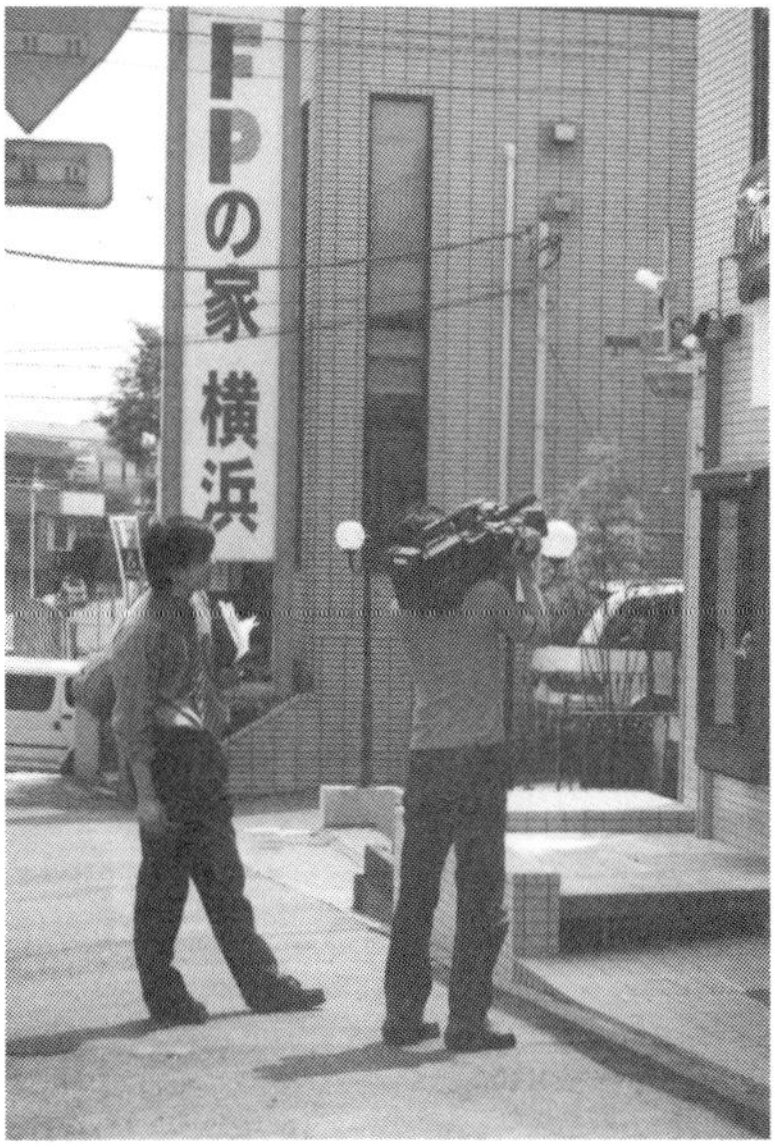

テレビの撮影風景。

その評判を聞きつけ、テレビ局などさまざまなマスコミの方が、次々に取材にやって来られます。

また、なに気なくテレビにうつった私の姿（表情）を見て、「あっこの人だ！」と運命を感じ相談に来られるお客さまもたくさんおられます。

感謝され、喜ばれ、業績が上がる……。

〈氣〉とは、幸せの原点のような氣がします。

第6章
やさしい氣功入門〈実践編〉

1．丹田を修練する――〈氣〉を鍛える

ここからは、少しずつだれにでも覚えられる「やさしい氣功の実技編」に入っていきたいと思います。

氣功の大きな目的の一つに治療があります。氣功治療は内氣と外氣の二種類に分けられています。

その一つ「内氣」は、氣功を練習し自分自身で〈氣〉を高め、また、整えることによって治療することです。

もう一つの「外氣」は、氣功の先生から〈氣〉を受け入れて治療してもらうことです。よく氣功

■〈氣〉を集め蓄えるツボ「丹田」の位置

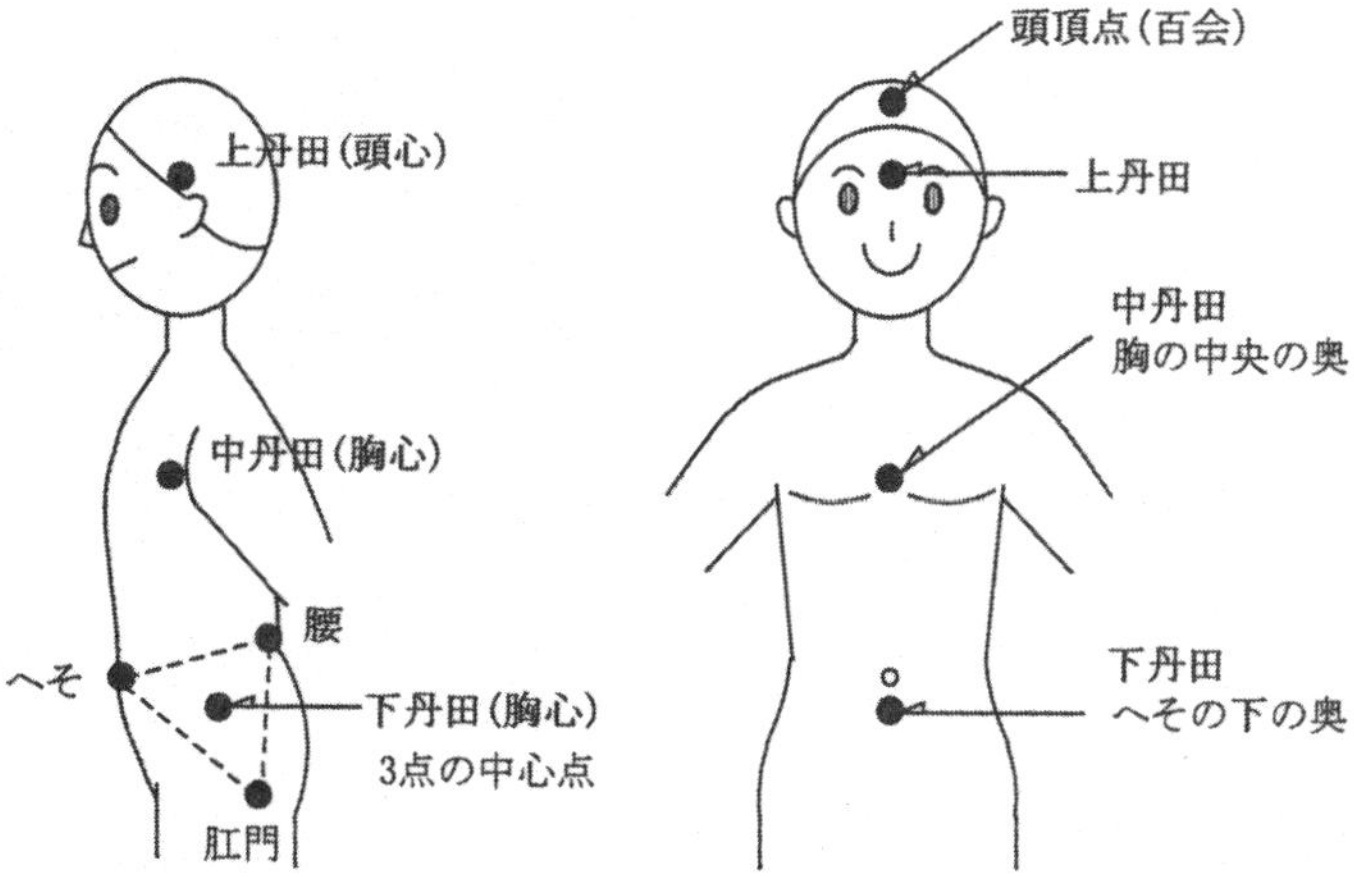

治療というと、氣功師が患者に〈氣〉を放射して奇跡的に病気を治す……云々と考えられがちですが、実は先に申し上げた、氣功を練習して自分で自分の〈氣〉を高め、整える方が重要なことなのです。実際、中国の国立病院の氣功病棟でも、この二つを上手に処方して病気の治療にあたっています。

私の道場でも双方をうまく組み合わせて、だれにでも習得できるよう、また体力のあるなしや老若男女にかかわりなく、だれにでも楽しく効果的に学べるようカリキュラムを組んであります。

まず氣功を練習するとき大切なことは、自然に呼吸を行いながら、焦らず全身リラックスをすることです。そして丹田《たんでん》を静かに見つめ、そこを中心に呼吸を行います。

これを丹田呼吸（腹式呼吸）といいます。丹田とは、いわゆる体の中で、〈氣〉を集め蓄えるところです。丹田を修練することはつまり〈氣〉を鍛えることです。

例えると、丹田とは火を燃やすカマドのようなものです。昔の方ならだれでも知っているでしょうが、「火吹き竹」という筒を使って火を起こしていたと思います。風を送るほど火はよく燃え上がり、カマの湯をグラグラ煮立たせたことを覚えていることでしょう。まさにこのように細い息をフーッと送り込んで丹田（コンロ）に火を起こし、そのエネルギーを全身に広げるわけです。

丹田の位置は体の上、中、下の三箇所にあると言われています。

上丹田は頭頂天（赤ん坊のときピクピクして柔らかいところ）の「百会《ひゃくえ》」にあります（流派によっては眉間の中央のツボ「印堂《いんどう》」を上丹田と呼んでいます）。

中丹田の位置は、胸の中央の「壇中《だんちゅう》」にあります。

最後に下丹田の位置はへその五、六センチ下で内側に少し入ったところにあります。

氣功を練習するときは常に、意識をこの下丹田（通称：丹田）におき、〈氣〉を丹田に集めます。

氣功を練習すると共に丹田はしびれて膨らむような感じや、またそれが全身に広がって、体の隅々まで暖かくなり、バターのように全身がとろけてゆき、心が解放され、まるで雲の上を歩いているような夢心地になります。ちょうどモルヒネを打たれたときと同じような感覚に近いのではないでしょうか。以前に「脳内モルヒネ」という言葉が流行りましたが、正にそれを体で感じることができるようになります。

このとき、自分の体の中にある治ろうとする力「自然治癒力」は高まり、交感神経と副交感神経も調和し、痛みや体の不調が和らぎます。氣功治療により、奇跡的に病気が回復する例が数多くあげられていますが、これは氣功師が治すのではなく、氣功師の〝外氣〟が本人の持っている治る力の目を覚まし、内部においてすばらしい秘薬（ホルモン）を作り出すからだと言われています。

2．正しい座り方

(1) 氣功は正しい座り方から

では、その〈氣〉を集めるにはどうしたら良いのでしょうか。その前に〈氣〉を鍛錬するための基本となる正しい座り方や立ち方をマスターすることが必要です。

私は、楽に座って軽く目を閉じている状態で、元気な若者が背後から刀を振りかぶって打ちかかってきても、彼をまるで雷に打たれたように激しく吹き飛ばすことができます。このような強い〈氣〉を放射するときでも、私の体と心は極限にリラックスした状態にあります。

このことからもわかるように〈氣〉を巡らすというのは、汗だくで念力を搾り出すというのではなく、むしろ逆に一つ一つの骨格、間接から内臓、そして細胞の末端まで、すべてに緩みを広げていく状態を作るということです。

氣功は立って行っても、座っても、横になっても、寝ながらでもできますが、まずは椅子に軽く腰掛けて始めましょう。

正しい座り方実践要領

①背もたれには寄りかからないように、浅く座ります。

②両足は肩幅くらいに開き、足は床にピッタリとつけます。

③足の裏が吸盤になっているようなイメージを持ちます。

④ひざを緩め、足の付け根を緩めます。

⑤背筋は軽く伸ばし、肩はストーンと落とします。

⑥ひじを落とし、手首を落とします。このとき、手は軽くひざの上におきます。

⑦うなじは軽く伸ばし、首の骨の二番目三番目を緩めます。

⑧頭の頂点（百会《ひゃくえ》）を天の〈氣〉と結び、足の裏（湧泉《ゆうせん》）を地の〈氣〉と結びます。

⑨舌は上アゴに軽くつけ、ゆったりと内側から丹

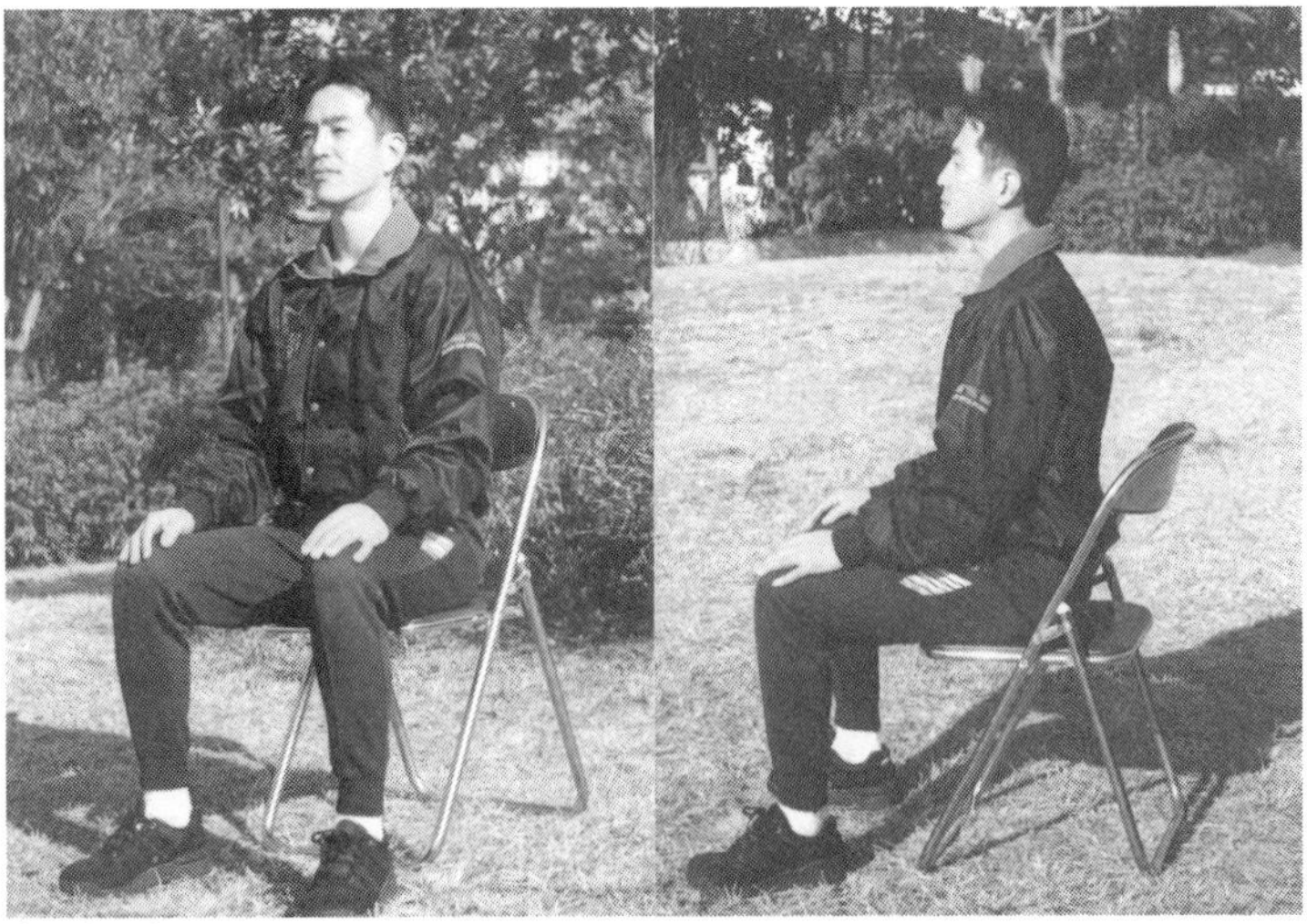

良い座り方。

田を見つめるようにして呼吸を整え、体を緩めていきます。

すると自然に心は落ち着いてきて、先ほど結んだ道筋を通って頭頂点（百会《ひゃくえ》）と足裏（湧泉《ゆうせん》）から、まるで電線を伝わって流れてくる電流のように〝暖かい何か〟が流れ込んできます。それは、今までに感じたこともない感覚であり、すばらしい〝氣の世界〟の扉を開く第一歩でもあるのです。

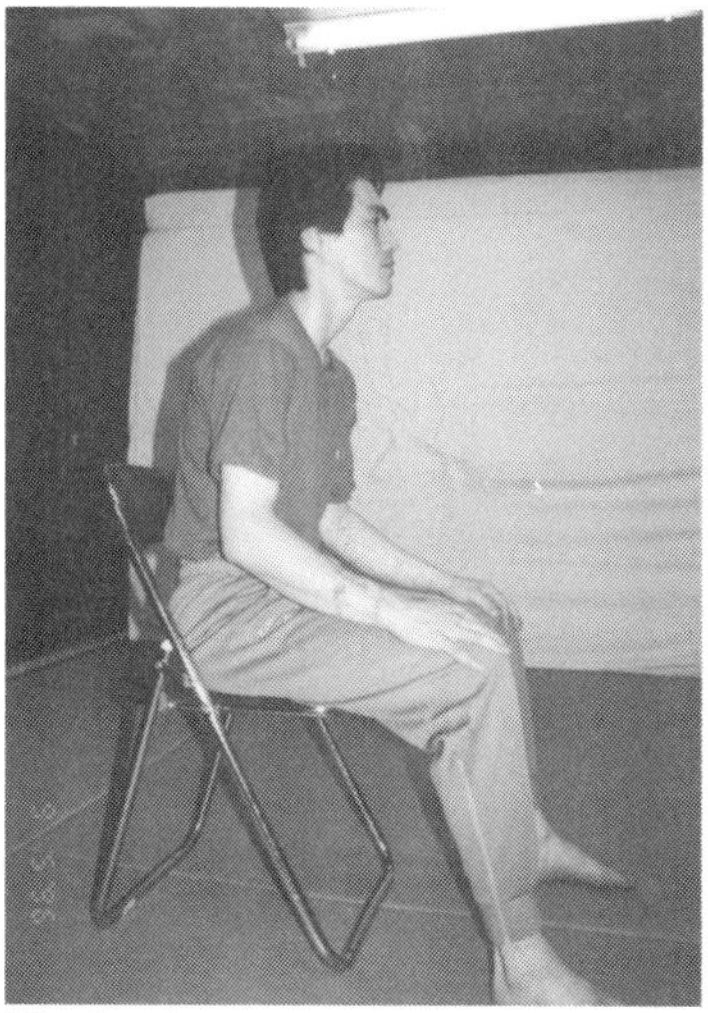
悪い座り方。

(2) 正しい姿勢は正しい〝心〟の姿勢

「座る」これはいつも生活の中で繰り返しているものですが、「正しく座る」ということは意外と難しいものです。背筋をピンと伸ばせば肩が凝るし、背筋を曲げて長く座っていると腰に負担がかかり痛くなります。寄りかかってしまうと首に負担がかかり、またしばらく続けていると眠くなってしまいますね。

私は三十数年前、まず瞑想《めいそう》からこの道に入りました。その当時私には先生という人がなく、自分自身の体験だけが頼りで、やっては挫折、また思い直しては行うということの連続でした。ですから、ただ「座る」――ひたすら座る――ということが如何に難しいことであるかをよく知っています。

正しい座り方ができていないときは必ず雑念が湧いてきます。たいていは心配事とか、せわしなく追われている事柄などです。いわば捨ててしまった生ゴミの蓋を開け「臭い、臭い」と顔をしかめながら嗅いでいるようなものです。不思議とこういうときは楽しいことや良い思い出は湧いてきません。

これではいけないと思い直してみても、心配事はまるで湧き水のように次から次へ、より深くより大きく広がるものです。あるいは、人から何か言われて心が傷ついたこと、失敗して悔しかったこと、情けなかったこと、辛かったこと、許せないと思った憎しみなどが、堰《せき》を切ったように流れ出してきます。もう、自分を見つめることすら怖くなってきます。

〈氣〉は生命エネルギーといわれていますが、まさしく生きるための力＝パワーです。体が正しい姿勢に保たれていないと、あちこちに〝こわばり〟ができ、〈氣〉の流れが滞ります。〈氣〉とは目に見えないものである分、それが痛みという信号で伝わってきます。「生きる姿勢がゆがんでいますよ」と……。

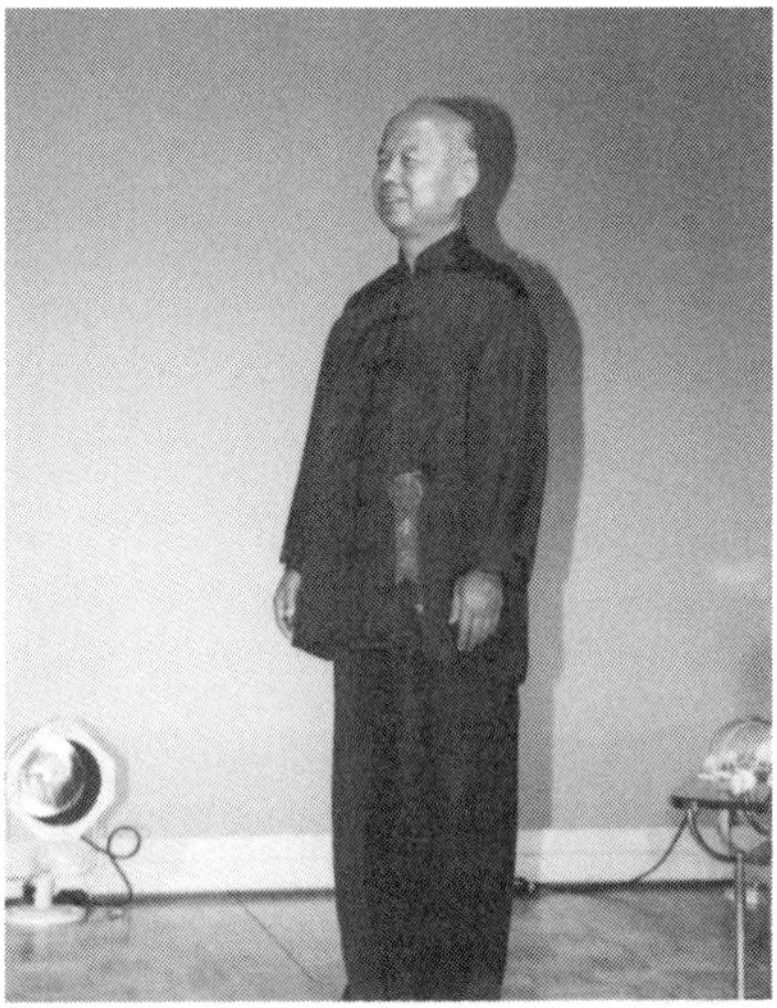

自然の立ち方のなかに正しい姿勢がある（著者）。

〈氣〉の流れが悪くなると、生命力が落ちてきますので、人間は暗いことマイナスの事柄などを思いがちになります。重い病気や失意のどん底のときなど、希望一つない灰色の、時間が止まったような鉛色の光景が目に浮かぶと思いますが、正にこういうときは生きる力が弱まっています。

正しい姿勢とは、正しい心の姿勢でもあります。「ありがたいなー」と思う姿勢は心を和ませます。楽しくって、嬉しくって仕方のないとき、おかしくておかしくて笑い転げているときなどは、人はだれでも寛大に、そして優しくなるものです。

心が緩んでいるからです。心が緩むと体が緩みます。すると次第に〈氣〉の流れがスムーズになり、体中が生命エネルギーで溢れてきます。

ところが反対に悔しかったことや情けなかったこと、辛かったことなどを思い出しているときは、両手に拳を握りしめたり、肩をいからせたり、内臓を

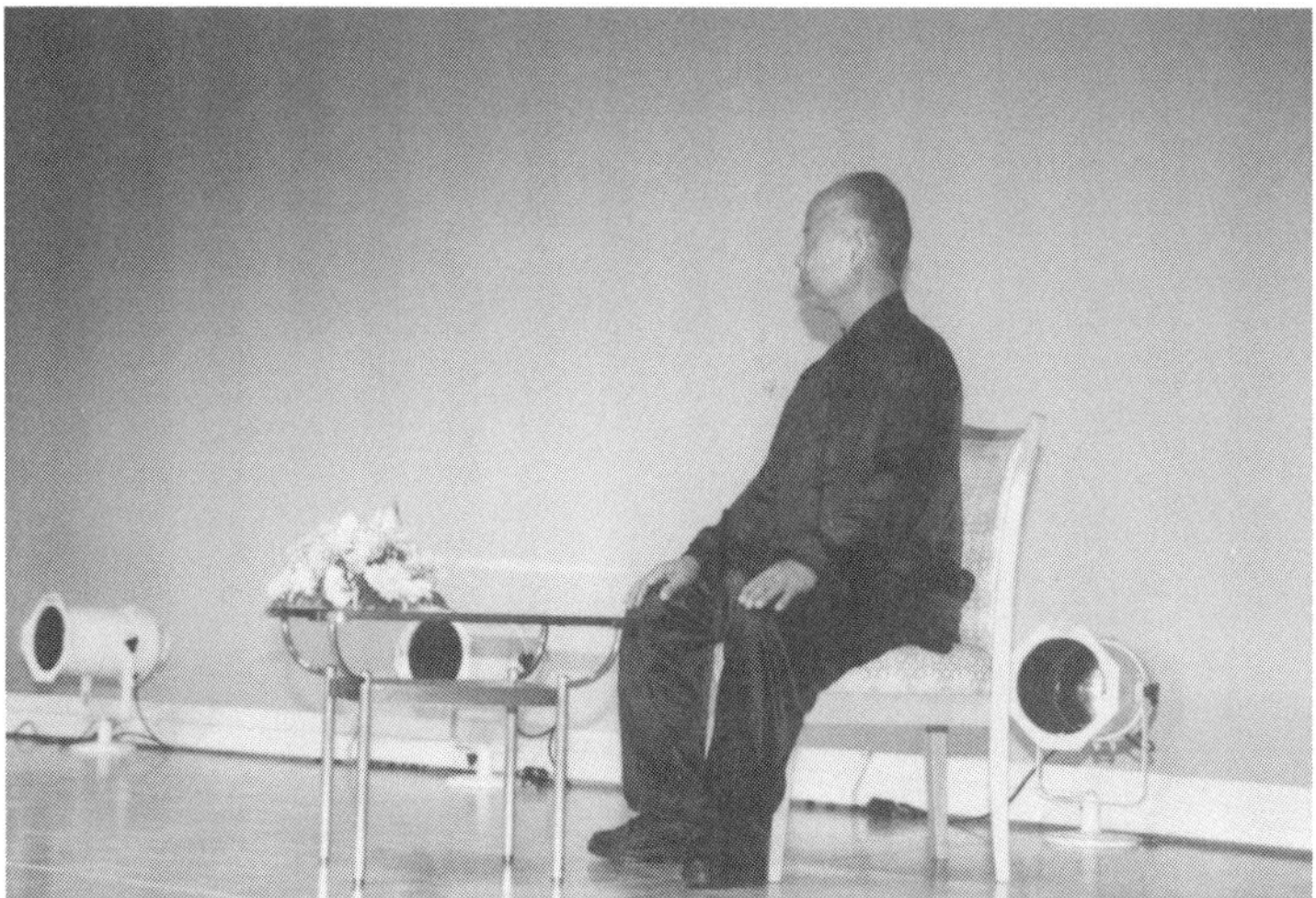

身についてしまうといつでも正しい姿勢（著者）。

ギューッと搾ったりしている状態です。だから怒っているときの顔は青ざめ、引きつっているのです。正しい姿勢は〈氣〉の巡りを良くし、生きる力に溢れ、明鏡止水の穏やかな心を作り出します。そして、輝くような健康な体を作ります。

私は何度も何度も失敗したあげく、約十年の歳月を費やして、やっと作り上げたのが先ほど説明した「座法」です。これにたどり着いたときは嬉しかった。大きな、とてつもない大きな財産を得たような気持ちでした。

ただ座っているだけで安らぎを覚える心地好い快感が始まり、一呼吸するたびに心が和み快感が増していく。まるでバターが溶けていくように体が緩んで自分と外界との境がなくなり、限りなく広く自由な世界へ広がっていったのです。心も体もとても自由な気分となり、忘れかけていた本来の自分を見つけることにも繋がってきました。

(3) 正しい座り方の効能

さて、「正しい座り方（座法）」の指導を繰り返ししてきましたが、私は先だってアメリカに出張する機会がありました。このときのアメリカまでの十五時間という長いフライトが、私にとってなんといっても良い修業の場となりました。

よく茶室の三畳の中に〝宇宙がある〟とか〝悟り〟があると言われるように、また一般の生活の中でもトイレが一番落ち着く場所だということで、書斎代わりに愛用されている方も多いように、私はこの窮屈な飛行機の座席ほどピッタリした修業の場はないということを発見しました。

　人というものは、自由に動き回れるところよりも、何か不自由な条件におかれたときの方が、雑念が少ないものです。よく家の中で受験勉強するよりも、図書館の方が集中できると言って家に勉強部屋があるのに、わざわざ電車に乗って出かけるようなものです。

　トイレに立つとき以外はほとんど動きのとれない十五時間。まさに空白の時間。同行された方々は、「松本さんはよくそんなに姿勢を崩さずに、半眼のまま気持ちよさそうに居眠りすることができますね」と感心されていました。が、実際には私は眠っていたわけではなく、楽しく〝座法〟の行を続けていたのです。

　睡眠は眠りの中に入っていき、無意識となりますが、瞑想は覚醒している状態であり、例えば、遠く

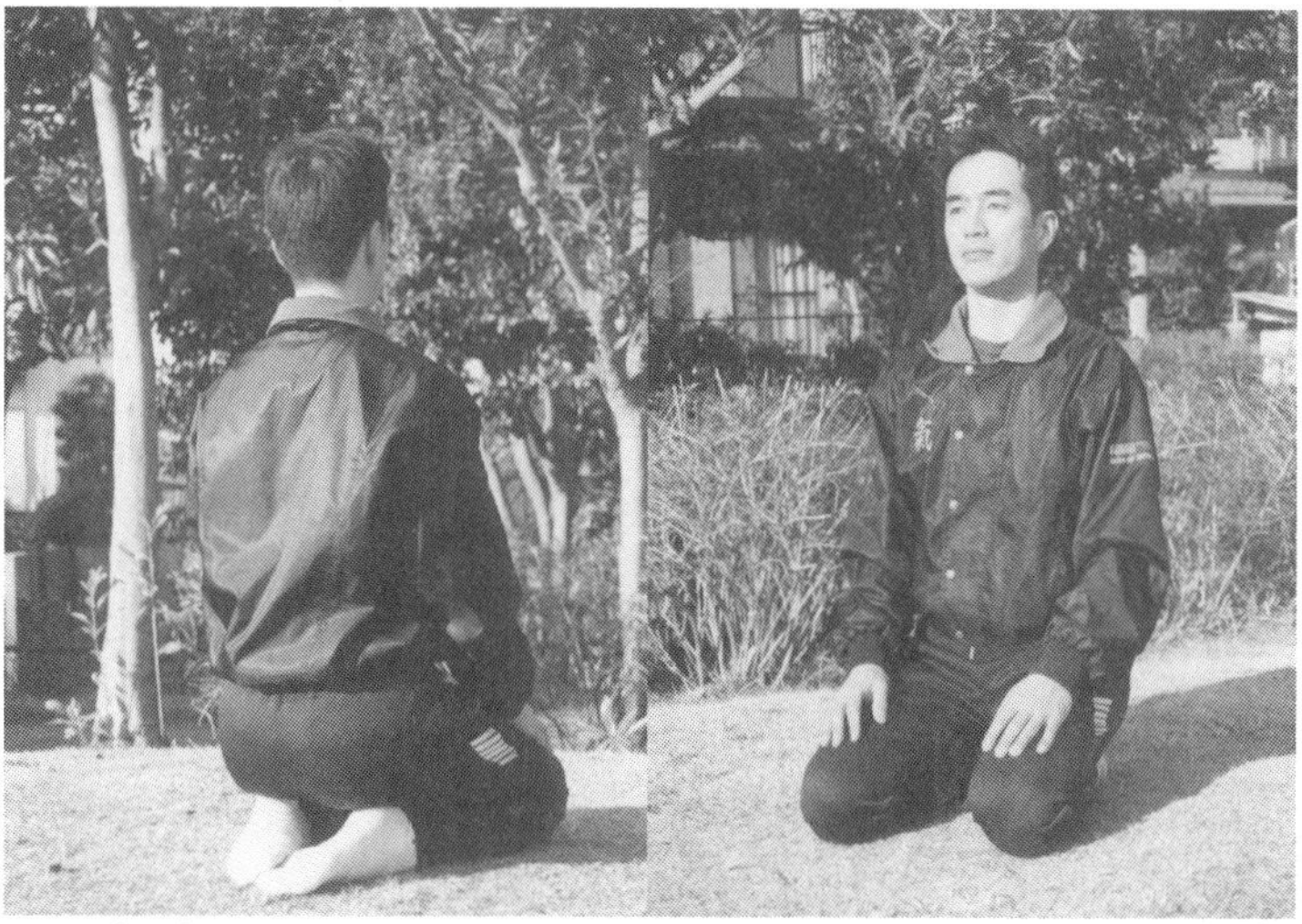
正しい座り方。

の方でＢＧＭが聞こえているのを認識できている状態、つまり起きている状態なのです。しかし心は肉体という不自由さを離れて解放され、ぽっかり空に浮いているような心地好さになり、すべての雑念や悩みから解放され、肉体的な苦痛、つまり足腰の痛みや、肩のはりなど何も感じない、幸せな空間なのです。

十時間であろうと十五時間であろうと、そのままずっと続けてみたくなります。空の上は宇宙により近いせいか、いつもよりさらに深く入れたような気がします。氣功を始める以前は二、三時間のフライトでも肩が張り、足腰が痛んで、長く乗ると、ときには時差などで頭痛を伴い、旅行が大嫌いだった私ですが、今ではこんな変わりようです。

正しい座り方を覚えると、今まで以上に海外旅行が楽しくなること請け合いです。

(4) 正しい姿勢が〈氣〉の世界への扉

これまで「正しい姿勢」が〝すばらしい〈氣〉の世界〟への扉であることを説明してきました。

正しい姿勢とは、まず正しい心の姿勢であり、「ありがたいなあ」と思う感謝の心から生まれてくるものです。そして、心が嬉しく、楽しく感じられると、自然に心が緩み、体も緩み、〈氣〉の流れがスムーズになり、体中に生命エネルギー（生きる力）が溢れてきます。

今度は正しい立ち方を習得してみましょう。

①まず両足は肩幅に開き、つま先を少し内側に入れ気味にして、足の内側を平行にしてゆったりと立ちます。
②足の裏がまるで吸盤になっているようにピタッとつけるイメージを持ちます。
③次にひざを緩め、足の付け根を緩めます。
④背筋は軽く伸ばし、肩はストーンと落とします。
⑤ひじを落とし、手首を落とします。このとき、手は軽く腰の両側におきます。
⑥うなじも軽く伸ばし、首の骨の二番目三番目を緩めます。まるで自分が王様になったようにゆったりと立ちます。
⑦頭の頂点（百会《ひゃくえ》）を天の〈氣〉と結び、足の裏（湧泉《ゆうせん》）を地の〈氣〉と結びます。
そして舌は上あごに軽くつけ、ゆったりと内側から丹田（へその五、六センチ下。内側に三センチのところ）を見つめるようにしながら呼吸を整え、全身を緩めていきます。

すると自然に心は落ち着いてきて、先ほど結んだ道筋を通って頭頂点（百会）と足裏（湧泉）から、

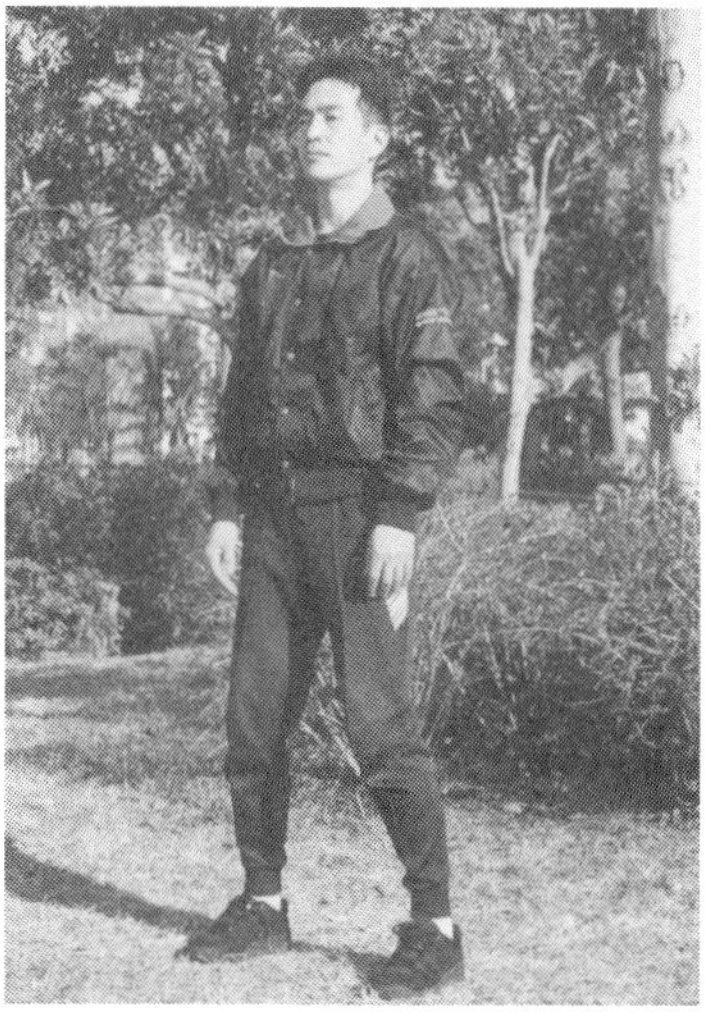
正しい立ち方。

まるで電線を伝わって流れてくる電流のように暖かい〝何か〟が流れ込んできます。

私はよくいろいろな方から質問を受けます。「〈氣〉の感触とはいったいどのようなものか……?」「どのくらいで感じるのか?」これは人によってさまざまな感じ方があると思いますが、一つの例をお話ししましょう。

小林さんというアフターサービスを担当している六十歳くらいの大工さんがいます。アフターの業務は数も多くあり、内容も多種多様に渡り複雑で、しかも、あちこちに移動しなくてはならず、いつもストレスを抱え、イライラした毎日を送っていたそうです。それを聞いて私は、「氣功をやってごらん」と、基本である座り方と呼吸の仕方を簡単に教えました。

数ヵ月後、その小林さん、相変わらず忙しく飛び回らなくてはいけないのに、年末の頃で車の渋滞に巻き込まれ、またいつものイライラが始まったそうです。そのとき、なんとなく社長(私)に教わった氣功を思い出し、試しにやってみたそうです。

〝体を緩め、丹田を見つめながらゆっくり呼吸を整える〟を車の中で繰り返していたら、だんだん気持ちが良くなり、途中でやめたくないような、今まで感じたことのない不思議なすばらしい感覚になったそうです。そして不思議なことに、今まで渋滞していた車の列が嘘のようにスッと解消し、それからはどんどん車が走り出したそうです。

これこそ〈氣〉の発見です。私もこんなことを何度も経験しました。体が緩み、ちょうどバターがとろけるような暖かい快感と陶酔。そして、丹田に何か別の生き物が宿ったような力強い躍動を開始します。丹田が動き出すごとに、体中に強い電流のようなものが流れ出し、体はますます溶け込み、全身の細胞や組織の隅々まで洗い流してくれたような、爽やかさだけが残る感じです。そして不思議にも今まで抱えていた問題が、向こうの方からスッと解決したり、とてもよいチャンスが巡ってきたりするものなのです。

3.「〈氣〉の体」を動かす、緩める

座り方や立ち方が上手になったら、次は体の動かし方です。

氣功の動きは表面的には体操の動きに似ているところがあります。それがかえって「どこが体操と違うのだろう?」と迷わせたり、感覚がつかめず途中でわからなくなってしまったり、飽きてしまったりする人を出す要因になっています。

生活ヨガの第一人者で、沖ヨガの龍村修先生は、とてもわかりやすい表現で氣功の体の動かし方を説明してくださいました。

つまり、人間には「肉体という体」と、「〈氣〉の体」そして「心の体」の三つの体があり、その三つの体が重なり合うように存在しており、「氣功とは、その『〈氣〉の体』を動かすことだ……」と。

なるほど、うまく説明されるものだと感心してしまいました。私も自分の体の中ではそう感じていても、言葉を使って皆にわかりやすく表現することは、なかなか難しいことなのです。この表現は氣功を説明するのにピッタリな言葉で、大切なことはいかにこの「〈氣〉の体」の感覚をつかみ、実感し、それをまるで体を動かしているように、手足を自由自在にコントロールすることができるかがポイントなのです。

こう言ってしまうと「ますますわからなくなってしまう」という人もいるかもしれませんね。いや、それだけではなく、「いったい『〈氣〉の体』はどう実感することができるんだ……、『心の体』はどうすればつかめるんだ……」と思われる方も出てくるはずです。

結論から言うと「体を（中心から外に向かって）緩めなさい」ということです。

とにかく、最初は自分自身の意識を上手に使って、内側からゆっくりと緩みを広げるイメージを持ちながら、細胞レベルでその感覚を体に覚えこませることです。これは、道場で少し指導すると皆すぐにできるようになります。

この感覚をつかまえると、次第に肉体と〈氣〉の体が分離していくのを感じ、さらに緩めると体がだんだん溶けて液体になっていくのを感じ、ついにはその液体という感覚さえ気化してなくなってしまい、「〈氣〉の体」のみが存在するように感じ、確信するようになります。

「我とは何ぞや」という質問にも「我とは（肉体の我ではなく）〈氣〉なり」という言葉が脳裏から自然とほとばしり出てくるようになるのです。

体は軽くなり、まるで雲の上でも歩いているような感覚を覚え、心はすべて雑事より解放され、とても自由になり、どこまでもどこまでも自由に飛んでいけそうな無限の広がりを感じ、楽しくウキウキした気持ちとなり、何か崇高なものが宿ったような存在感すら感じることがあるのです。

〝音〟にあわせて、練習する

私の指導する道場では、宮下富実夫氏のCD『瞑想』『陰陽五行音』などのヒーリングミュージックをかけて練習をしています。BGMなしでの練習と比べ、初心者でも比較的呼吸が深くなり、たやすく瞑想状態に入ることができます。

宮下氏は「ヒーリングミュージックの〝音薬効果《おんやく》〟により、α《アルファ》波（リラックスしたときに出る）が出やすくなり、ストレスのときに出るβ《ベータ》波が抑え込まれ、ウトウトして心地よいときに出るθ《シータ》波が出やすくなるからだ……」と言っています。これは、ヨガや気功の達人や修行を積んだ禅僧によく見られる現象で、〝曲〟をかけながら練習すると〝達人〟の境地に近づきやすくなるわけです。

〝音薬効果〟により左脳が休まり、創造や芸術活動のときに発揮する右脳が働き出し、そのバランスよって交感神経と副交感神経が正しく機能することによるものです。

普段から〝音〟を上手に生活の中に取り入れることで、気分も爽やかでリラックスでき、楽しみながら仕事や家事、読書などにも向かえるのです。

4. 修身養心氣功《しゅうしんようしんきこう》（体を丈夫にし、心を養う氣功）――初級者コース

1. 基本の型

道場で、入門された方にはじめて指導する氣功に「修身養心氣功」というものがあります。この氣功は私の恩師、奚老師に伺ったところ、その昔、中国の少林寺で修行に明け暮れていたお坊さんが、そのあまりの厳しさから体調を崩して病気になってしまうことが多く、修行を中断しなければならなくなってしまうことが頻繁に起こったそうです。不眠不休の修行にも負けない強健な肉体と精神を作るために創案された氣功法が、この「修身養心氣功」の源流ということです。

氣功には、いろいろな形、いろいろな型がありますが、この氣功は毎日の生活上の動きを基に作られたものですから、とてもやさしくだれにでも覚えられます。皆さんもチャレンジしてみてください。

実践要領

① ゆったりと座った状態（または立った状態）から、呼吸を二、三度整え、静かに始めます。はじめの動きは、両手の上下運動です。

② ひざの上に軽く乗せた両手をゆっくり肩の前まであげ、ゆっくり元の位置に下ろします。
③ 息を吸いながら手をあげ、吐きながら下ろす、という簡単な動きです。
④ 上下に動かす動作のイメージとしては、押さえた綿がフワッと戻って膨らんでくるように柔らかく持ち上げ、下ろすときは水辺に浮かべた風船を割らないように、ゆっくりと沈めていくような圧力を感じながら、下ろしていきます。

このとき、力で上下させようとしたり、両手だけに意識を持ってくるとだんだん肩に力が入り、首筋から肩甲骨にかけての疲れで固まってきてしまいます。

この運動をしているとき、疲労を感じたり、肩が凝ったりするのは正しく行われていない証拠です。そんなときは、ひざを上手に使います。ひざを緩め両足の付け根を緩めます。そうすると、肩の重さがスッと足元まで流れ出し軽くなっていきます。そして、体の重心はストーンと丹田に落ち、両手はまるで中にぽっかり浮かんでいる感じになります。
⑤ 息を吸うと同時に両手がフワッと軽く浮かんでいき、吐くと同時にゆったりと落ちていく。いわば紙風船がフワッと持ち上げられ、ゆっくりスローなタッチで降りてくる感覚にも似ています。姿勢を正しくリラックスしてこの運動を続けていくと、内側からどんどん緩みが広がっていきます。今までに感じたことのないような、平和な心地を感じるようになります。

氣功をやって陶酔状態の人を見ると、まるでお酒を飲んでいい気分になっているような表情に見

◆基本の型

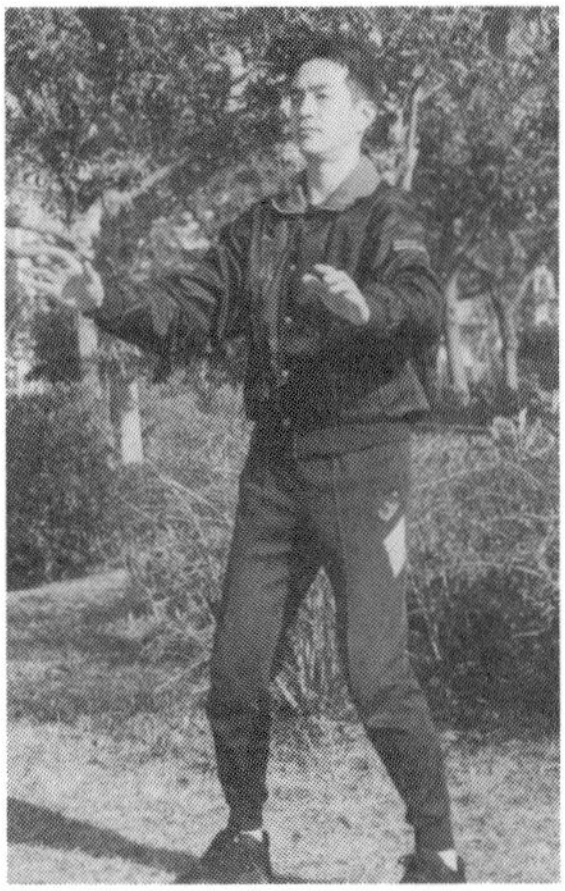
①立って行うときの基本姿勢。

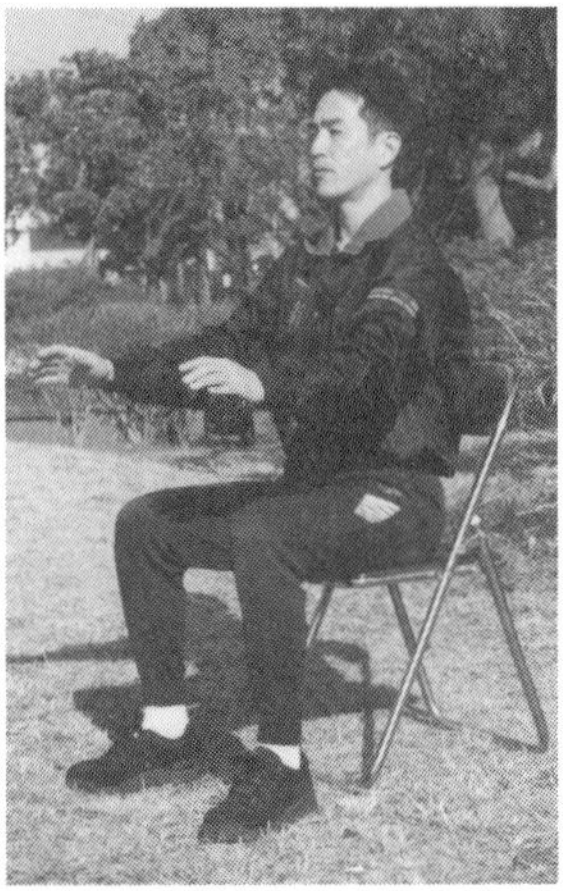
①座って行うときの基本姿勢。

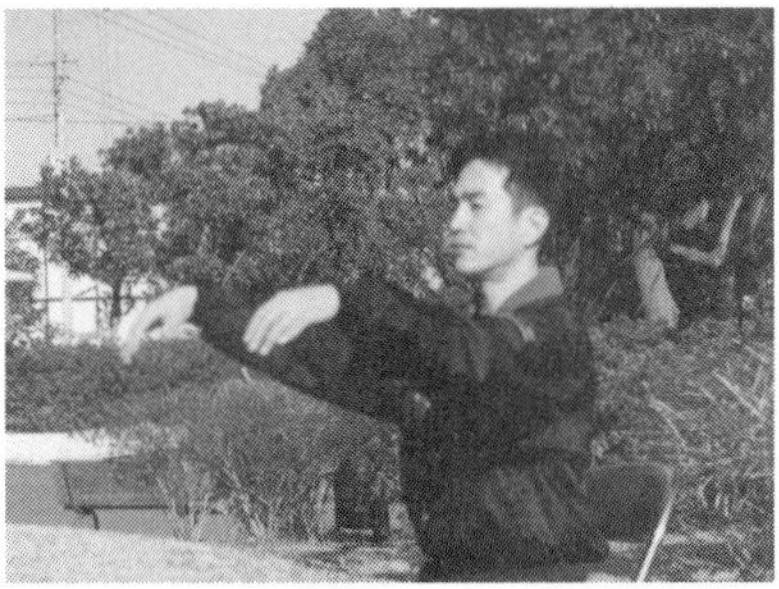
②綿がフワーッと広がり、押し上げられる感じ（腕の力で持ち上げない）。

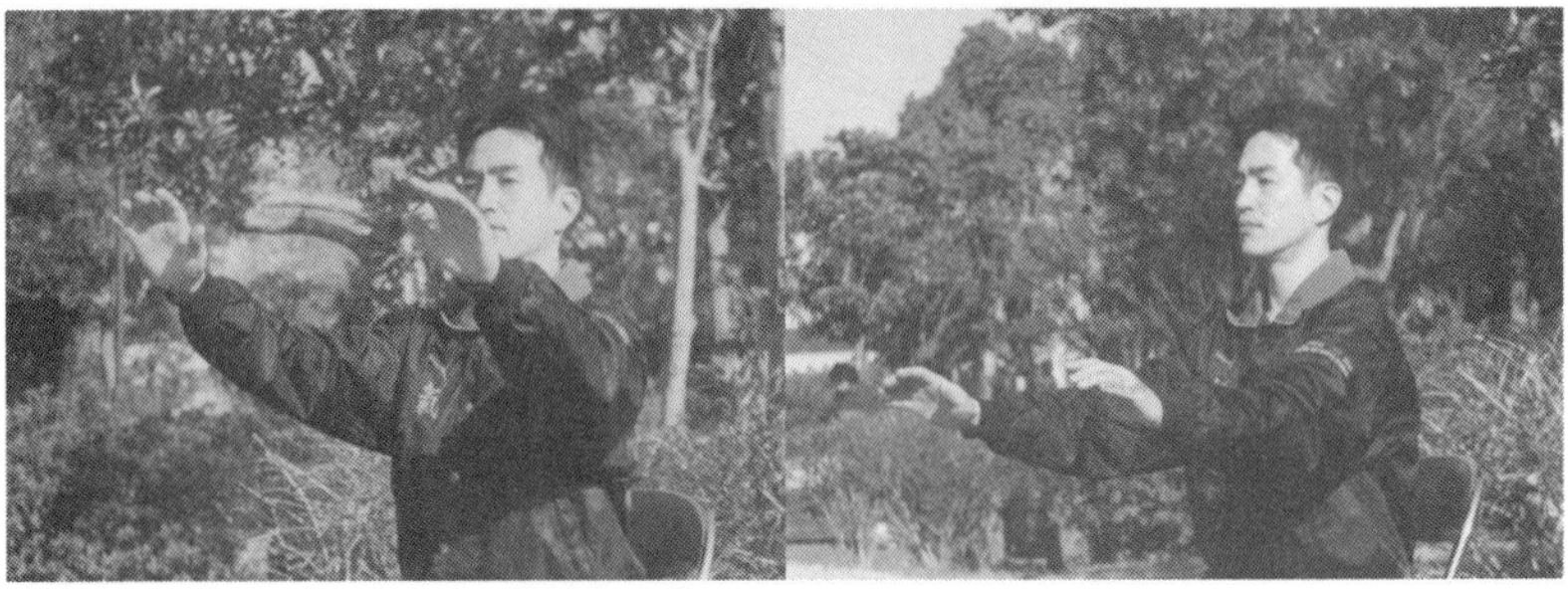
③④水辺に浮かべた風船をそっと沈める感じ。

えることがあります。これは氣功状態になると脳から〝脳内モルヒネ〟と呼ばれるβ―エンドルフィンなどが多量に分泌されているからだと思われます。

私も実感していることですが、お酒のほろ酔い気分の何十倍もの陶酔状態に入っていき、稽古を続けていくごとにその深さは増していきます。多分溢れんばかりのホルモンが湧き出ているのでしょう。目覚めたとき、頭はすっきりさっぱりして、まるで熟睡したあとのような爽やかさを感じます。

このようなさまざまなホルモンこそ、実は数々の難病を治癒したり、健康な体を作る不老長寿の薬なのです。

2. ボールの型

次はボールの型です。初心者がはじめて〈氣〉の感触をとらえるのに一番適した方法もこの型です。

手の平は第二の脳といわれるくらい、敏感なセンサーとしての重要な役割も持っています。ですから、そろばんの達人はそろばんの形をイメージし指を動かしながら暗算をしますし、私たちもよく忘れかけた漢字や英単語なども、空に指で書きながら思い出したりします。また、目隠しされて部屋の中を歩こうとするときは、必ず手が体の先の方に伸び、何かを探るようにしながら周囲の状況を確かめようとします。こんなことはだれかに教わったというわけでもないのに、だれでも無意識のうちにとる動作です。これは手の平がセンサーたるゆえんです。

さて実際にやってみましょう。

実践要領

① 腕の前にバレーボールくらいの大きさのボールを抱えた格好をとります。
② 手の平を向かい合わせて、構えるときのポイントは、肩の力を抜くことです。
③ 肩甲骨の間を緩め、まるで両手がポッカリ宙に浮いている感じにします。
初心者の方で「私は鈍感でなかなか〈氣〉の感触を得られない」という方がいますが、大半は感じよう感じようとして肩に力が入り、〈氣〉の流れを阻害しているために、感じることができないのです。肩の力が抜けてリラックスした状態で構えることができたら、だれでも〈氣〉の流れは感じることができます。
⑤ ゆったりと呼吸を始めます。気持ちをストーンと丹田に落とし、ゆっくりと鼻を通して丹田まで吸い込み、それに合わせるようにしながら両手を広げていきます。まるで、腕の前のボールがどんどん大きくなって両手が押し広げられていくイメージです。
⑥ 両手に抱えられないほど大きく広がったら、今度はそれを徐々に圧縮していくイメージを持ち、両手をゆっくりと近づけながら息を吐いていきます。
⑦ 元の位置まで戻ってきたら、今度はさらに息を吸いながら広げていきます。
⑧ この繰り返しを五分から十分行います。

◆ボールの型

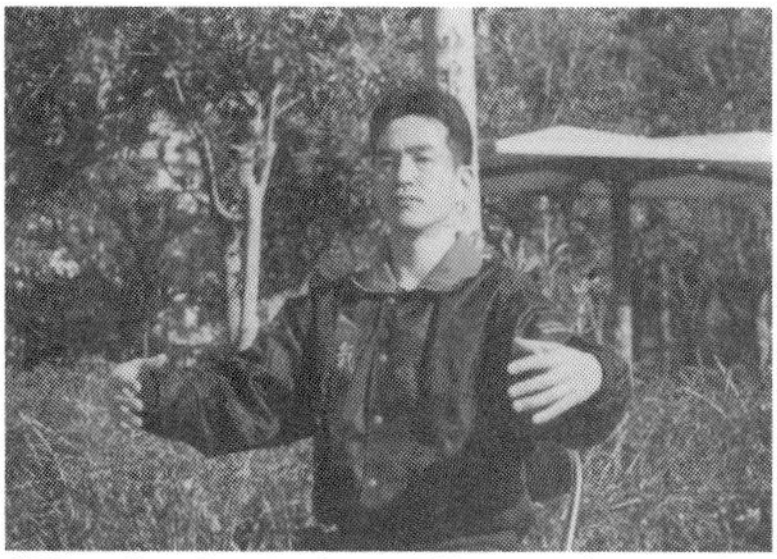

①胸の前に大きなボールを抱えます（イメージ）。

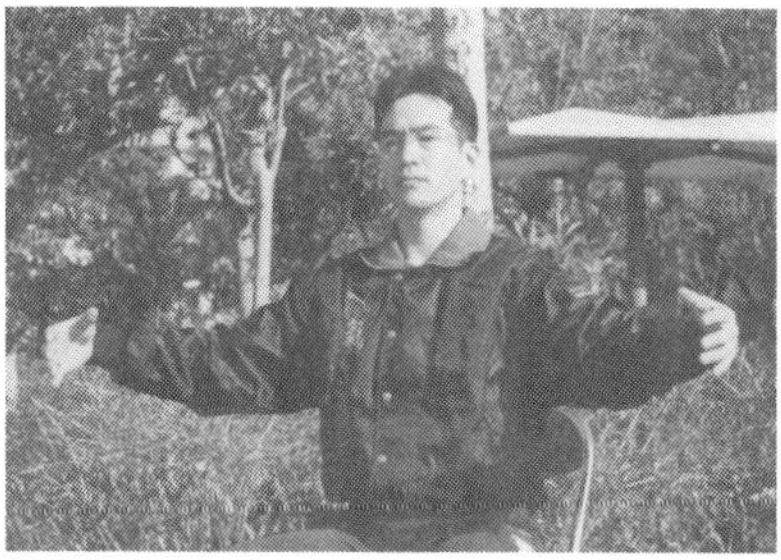

②そのボールがアドバルーンのように大きく広がります（吸う）。

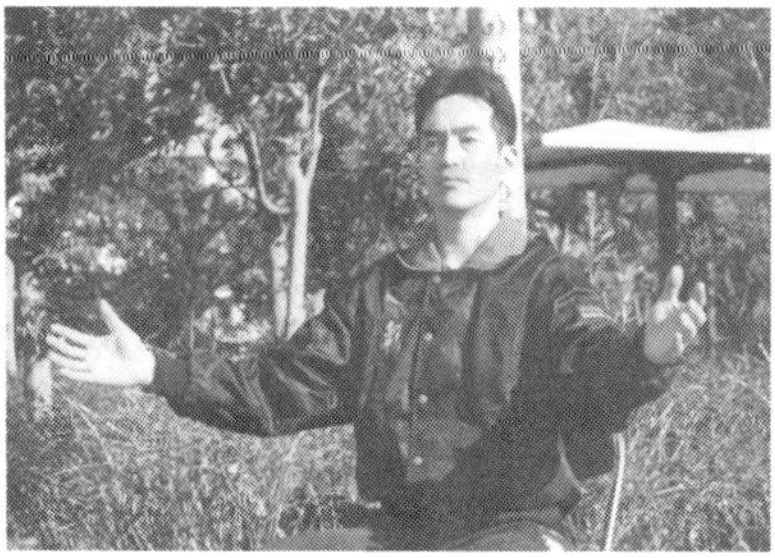

③持ちきれないほど大きく広がったボールを、今度は圧縮してもとの大きさのボールにします（吐く）。

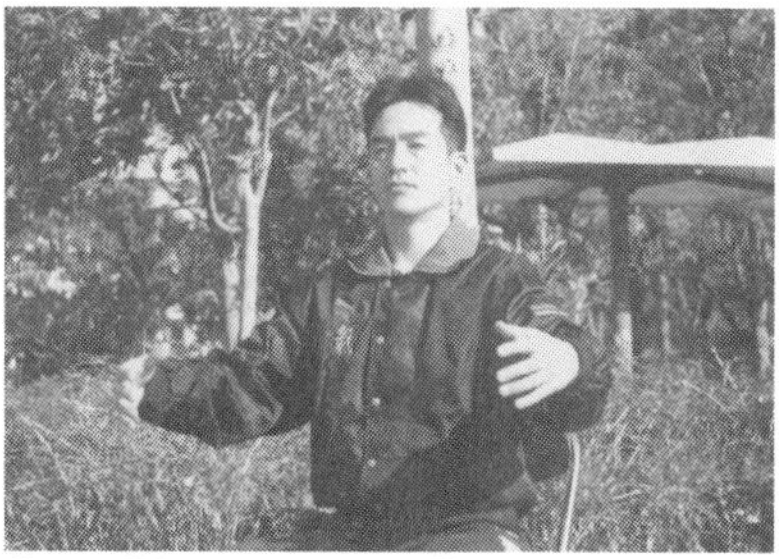

④この動作を5分から10分繰り返します。

繰り返すたびに体はどんどん緩んでいき、まるで雲の上を歩いているような感覚を覚えます。両手の平は、何か電気が走ったようにビリビリした感触や熱さを感じたり、アリが歩いているようなむずむず感を覚えたりします。これが待ちに待った〈氣〉の感覚です。

いったん〈氣〉の感触をとらえることができると、体のあちこち、例えば足の裏や丹田、印堂などの重要なツボ感覚も同様に開きだし、体中を〈氣〉が流れ出すのを感じます。ですから、この動作は氣功の基本中の基本とも言うことができ、どこの流派でもこの型があるようです。

できるだけ滑らかに、まるで波が押し寄せては返すように、大地と一体になって呼吸を繰り返しているように行います。

3. 合掌の型

次は「合掌の型」です。

合掌することは日常の生活の中でもよく見られる動作です。「いただきます」と食事の前に手を合わせたり、親や友人などに無理なお願いなどをしたりするときも自然と出る動作です。また意外にもその無理を聞いてくれたとき、感謝感動したときなども「ありがとう。恩にきます」といって手を合わせたりします。

困ったときの神頼みではないのですが、神、仏に参拝するときにもなぜか手を合わせます。宗派が違っていても、国や習慣が違っていても神に祈りをささげるときは必ず手を合わせるものです。人の知恵を超えて一つの動作をするということは、必ず何かの意味合いがあると思われます。

両手には、労宮という大切な穴（ツボ）があり、そこから天地のエネルギーを吸ったり吐き出したりすることができます。人を治療するとき「手当て」と言って手をかざすのもそのためです。手はエネルギーや感覚に対してとても敏感で、修行を積んだ人などは手の平からのセンサーで、色や形が見えたり病気の症状やその位置すら判別できたりします。手の平が第二の脳と言われるゆえんでしょう。

前回学んだ「ボール」の型の稽古で手の平に〈氣〉が充満してきたら、次に胸の前に磁場を作ります。

エネルギーに満ち溢れた手を合わせると、両手からエネルギーがスパークし、さらに〈氣〉の高まりを見せます。この強いエネルギーの放電に心の思いが伴えば、大宇宙の無限の力と繋がり、願いが叶うということにもなるでしょう。そのくらい全身全霊のエネルギーを胸の前に集めることができるのです。

では、動作の説明に移ります。

◆合掌の型

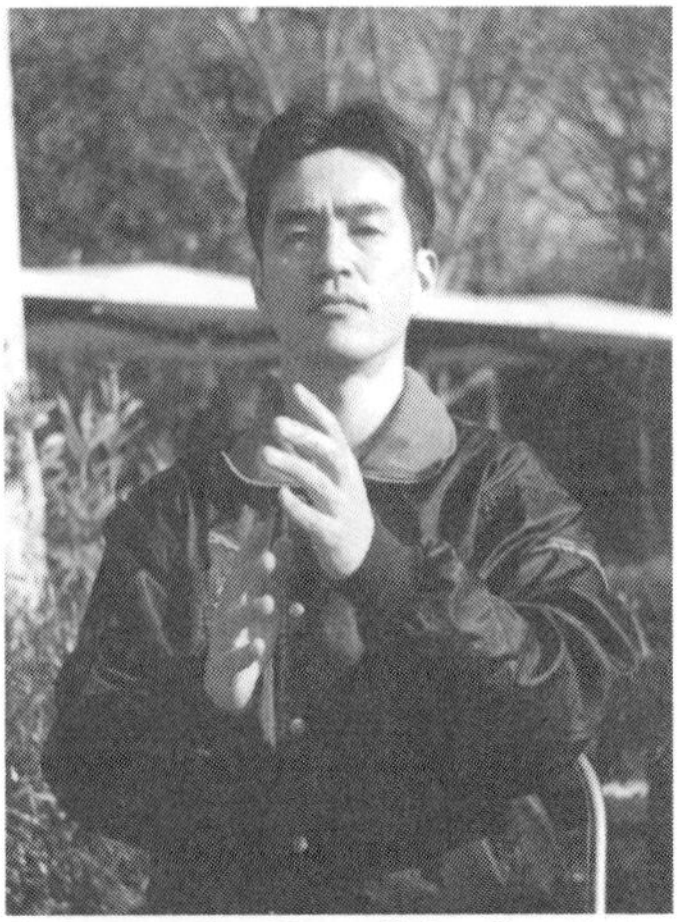
①手の平は少し離して構え、胸の前ビー玉を回すようにでゆっくり回します。

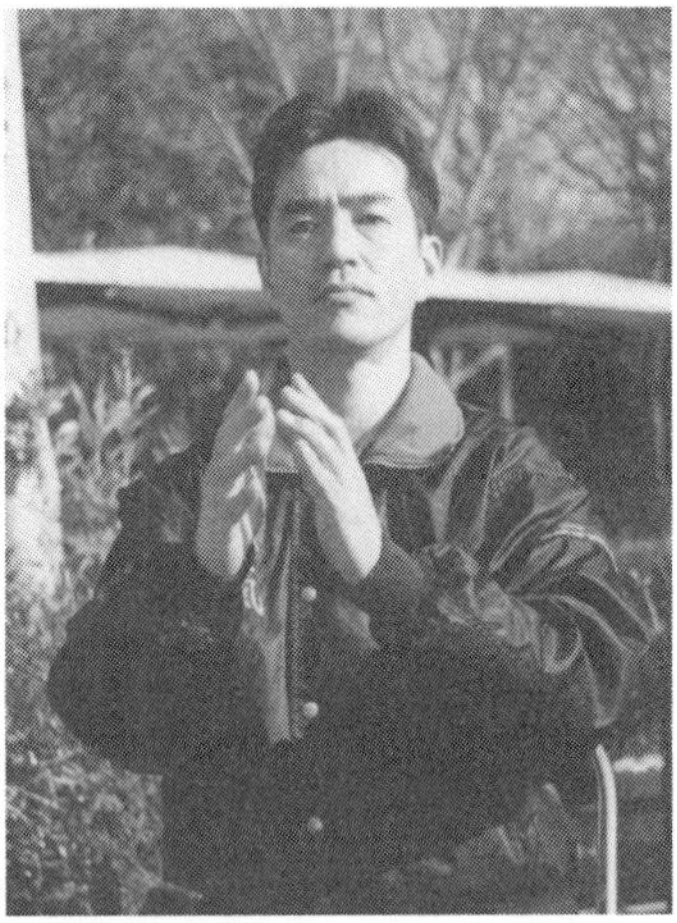
②両手の間に玉をイメージして呼吸を繰り返します。

実践要領

① 肩甲骨の間を緩め、肩、ひじ、手首を緩めて両手を胸の前に少し離して合わせて構え、その手と手の間にビー玉を挟んでコロコロ回しているようなイメージを持ちながら、ゆっくりと手全体を回していきます。

② 両手の動きは右手から向こう側に回すと同時に息を吸い、左手を回すと同時にゆったりと吐きます。

③ 合掌した両手の間の玉を見つめながら呼吸を繰り返していくと、そのイメージした玉が真珠のように光を帯びて輝きだし、その玉の光がだんだん大きく広がっていき、次第に自分の体全

体を包み込むようになり、その光と一体になって呼吸をするようになるのです。そうすると、宇宙と我の境がなくなり「我即宇宙」という悟りが自然と心の中で芽生えてくるのです。

4. 顔の型

次は「顔の型」です。

「合掌の型」で、両手に溢れた〈氣〉で顔をマッサージしてみましょう。

顔は頭部に位置し、重要なツボがたくさん点在しています。まず、代表的なものは額の中央部にある、第三の目と言われる〔印堂《いんどう》〕です。眉に沿って〔眉弓《びきゅう》〕というツボ、両こめかみ部分に〔太陽《たいよう》〕、両眼の間に〔晴明《せいめい》〕そして小鼻の両脇に〔迎香《げいこう》〕というツボ等があります。

眼の回りのツボは、近眼や老眼、視力低下などに良く、また鼻の回りのツボは慢性鼻炎や花粉症、風邪による鼻の病気に効果があります。実際風邪をひいて、鼻が詰まって苦しいときなどは即効性もあります。

眼のツボは、私の体験でも実証済みです。私は近視と乱視で視力が弱く、メガネをかけていましたが、氣功を始めてからぐんぐん視力が回復し、今ではメガネがいらないどころか、両眼とも一・五くらいまでに戻りました。回りがとても明るくなり、細かい図面などを描いても全然眼が疲れなくなりました。

◆顔の型

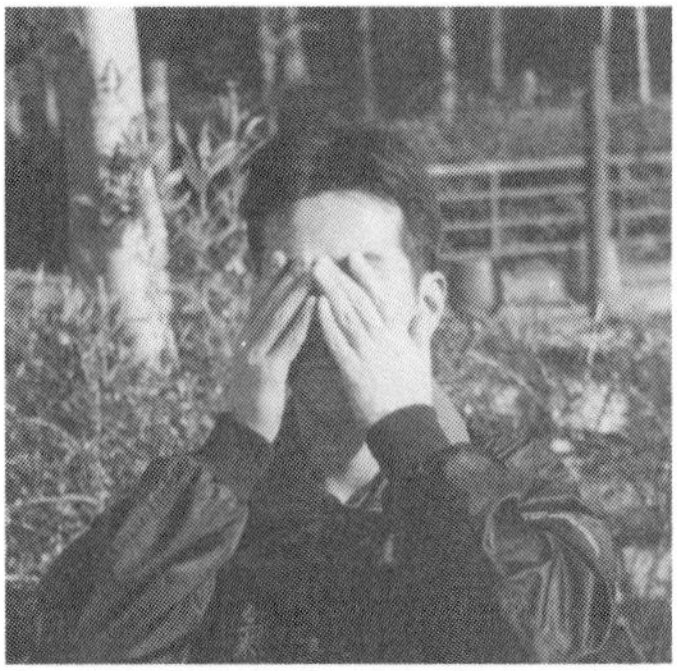

①小鼻の回り（迎香）から目の方（晴明）。

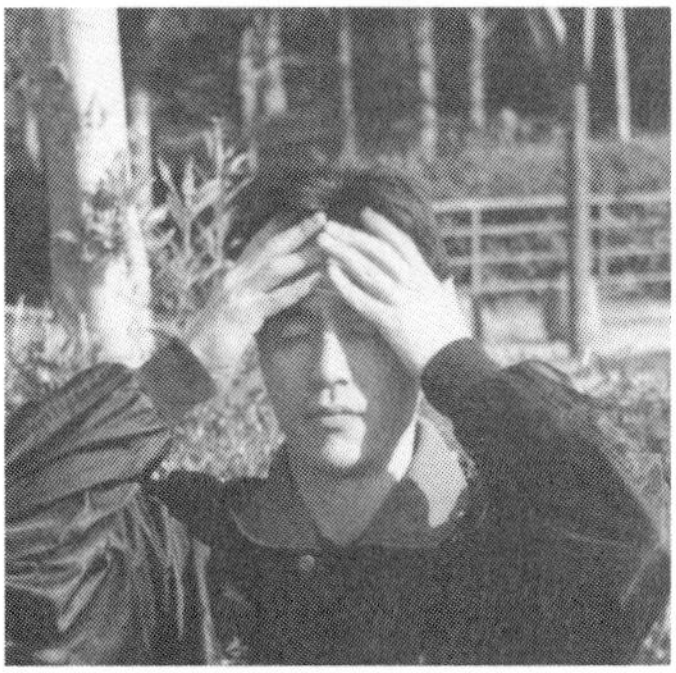

②次におでこ（印堂）まで。

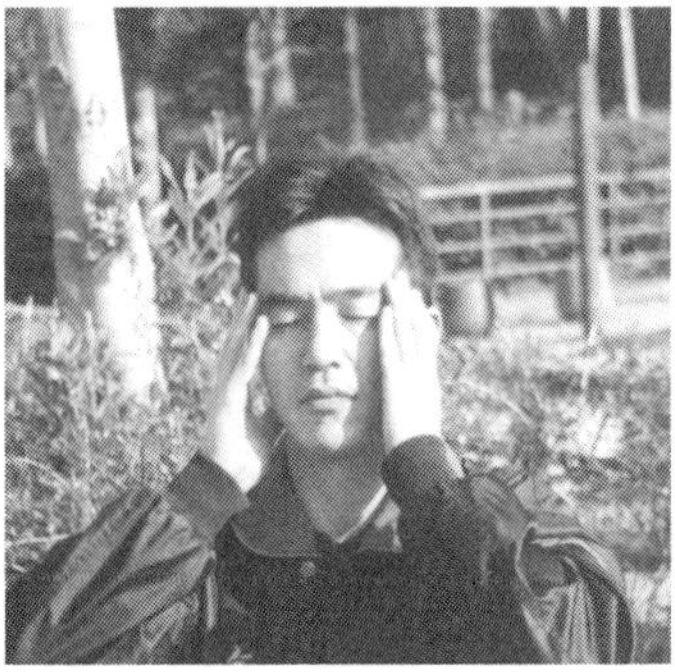

③そしてコメカミ（印堂）に向かいます。

また、この氣功はストレスによる頭痛や神経の疲れ、不眠症などにもとても良い効果が期待できます。人間は全エネルギーの七十パーセントを頭部で消費していると言われます。ところが、ストレスが多くなると七十五から八十パーセントのエネルギーが頭部で消費されるようになり、他の部分にエネルギーが回らなくなり不足状態に陥り、いろいろな体の働きをつかさどる重要な機能が低下し、体調不良や不眠症のような神経的な症状が現れてきます。そんなとき、〈氣〉に溢れた両手でこの型を続けると気血の流れが良くなり、重かった頭がすっきりと軽くなります。そして、夜もぐっすり眠れるようになるでしょう。

実践要領

① 両手を顔の前にかざし、毎朝洗顔をするような要領で行いましょう。

② 鼻の両脇からすりあげるように、額まで上げていき、側頭部を撫で下ろすように下ろしていきます。

③ 両手の中指を少し立てて、小鼻の両脇にある〔迎香《げいこう》〕というツボを刺激し、さらに眉間にある〔印堂《いんどう》〕のツボに沿ってすり上げていき、次にこめかみ部分の〔太陽《たいよう》〕というツボを刺激しながら降ろしていきます。

④ 呼吸は吸いながらすり上げ、吐きながらすり降ろしていきます。

⑤ 体は内側から緩ませ、背筋は軽く伸ばし、肩はストーンと落として、リラックスして行うことが大切です。呼吸と意識は下腹部の丹田です。

〈氣〉のシャワーでマッサージすると、肌は美しく艶を増し、健康的な輝きを放ち、さらに内側からの素肌美人へと変身することでしょう。

5. お腹の型

次は「お腹の型」です。

ここ数年、夏は猛暑が続き、夜もクーラーなしでは過ごせなくなり、ついついつけっぱなしで寝てしまい、体を冷やしてしまったり、冷たいものをとりすぎてお腹をこわしたりで、夏は内臓にとって大変厳しい季節と言えます。この内蔵機能の低下によって夏バテが生じます。

朝だるくて起きられない。お腹の調子が悪い。夜寝つきが悪い。夜中に何度も眼がさめる。一日中倦怠感があってシャキッとしない……。これらは夏バテの代表的な症状です。

このように弱った内臓に活気を取り戻し夏バテに打ち勝つのには、この氣功「お腹の型」がピッタリです。動きはいたって簡単。食べ過ぎてお腹をさするときの感じによく似ています。

実践要領

① 基本の正しい座り方（立ち方）でリラックスして座り（立ち）、両手をへその両側にかざします。

② 呼吸は丹田呼吸（腹式呼吸）で吸いながら、ゆっくり正中線（体の中心線）にそって胸の高さまですり上げていき、胸の中央で両手を重ね、体の両側面に沿ってゆっくり下ろしていきます。

③ 呼吸は胸のところで両手を重ねてから、下ろしていくのに合わせて、ゆっくり吐いていきます。

④ このとき、男性は左手を下に重ね、女子は右手を下に重ねます（男性は体そのものが「陽」であり、左手が「陰」になるために、陰陽のバランスを取ったものです。女性はその反対です）。

⑤ 両手を重ねたまま、正中線に沿ってゆっくりへそを通過し、下腹部まで下りてきたら、さらに息を吸いながら両手を両脇腹の方へ回り込みながら上げていきます。

◆お腹の型

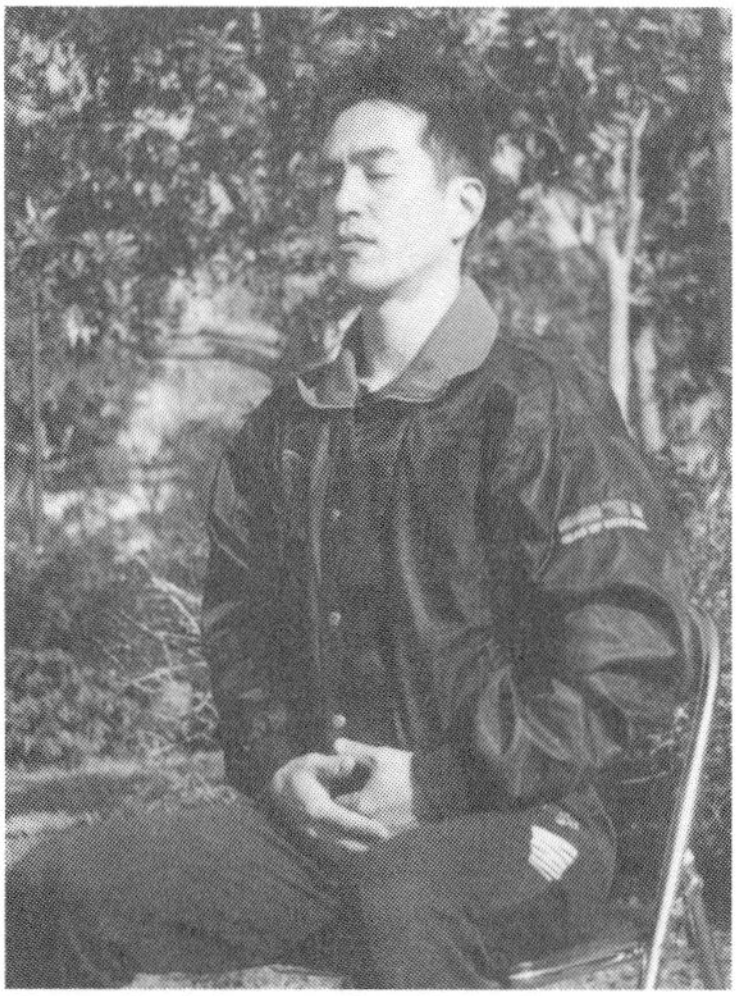

①丹田（下腹部のツボ）に〈氣〉を集めます。

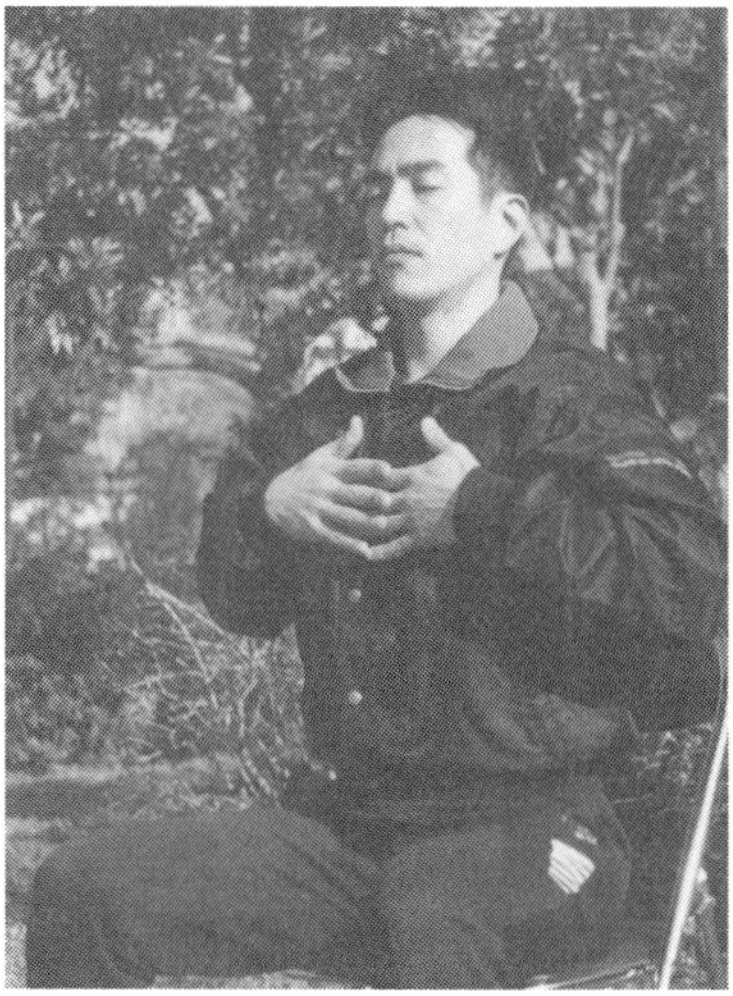

②丹田のエネルギーを上半身に巡らせます。

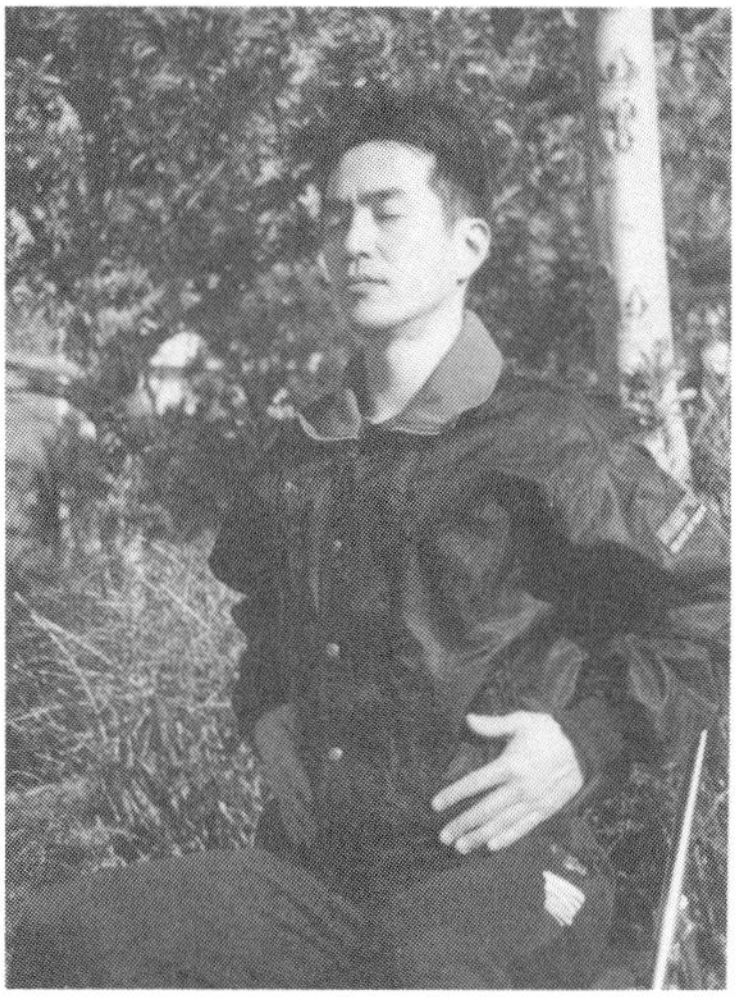

③息を吐きながら体の側面にそってゆっくり
下ろしていきます。

動きはこれだけ。いたって簡単です。お腹の回りをグルグルさすりながら、「上げては下ろす」を繰り返すだけでよいのです。

このとき大切なのは、意識の問題です。内臓の一つ一つがまるで個別の生き物のように感じられ、その一つ一つにやさしく語りかけ、励まし、「いつもお世話になっていますね……」と感謝の気持ちを持ちながら行うことです。

内臓も各々が生命力を持った個体です。ときどき優しく語りかけてあげ、労わりの言葉をかけてあげると、各々固有の意思があるのではないかと思うほど、内臓も氣を良くして元気を取り戻し、よく働いてくれるのです。もちろん両手の労宮からは（体を緩め、呼吸が正しく行われると）〈氣〉のエネルギーが放射され、治癒していることは言うまでもありません。

寝冷えをした明け方など、ふとんの上に横たわったままでいいですから、やってみると内臓が生き生きと活動を始め、体の内側からポッと温もりが広がり、体の隅々までそれが伝わると、体がシャキッとして元気を取り戻しているのを感じることでしょう。

6. 丹田の型

次は「丹田の型」です。

丹田とはエネルギーの大本です。体を蒸気機関車に例えると、石炭をどんどんくべて燃している釜が丹田です。位置はへその五、六センチ下、内側に三センチほど入ったところにあります。

解剖学的には存在しませんが鍛錬によって覚醒し、上級者になると、まるで心臓以上の躍動を感じます。丹田が見つかると氣功のレベルはぐんと上がり、体中のツボは同時に覚醒し、躍動が走り病気とは無縁の強靭な肉体と精神を作ります。

さあ始めましょう。これは立って行う型で説明します。

実践要領

①　立ち方は両足を肩幅ぐらいに平行に立ちます。
②　つま先はやや内側に向け、ひざは緩め、上手にバランスを保ちながら足の付け根を緩めます。
③　背筋を軽く伸ばし、肩はストーンと落とし、ひじ、手首も落とします。
④　手の平（労宮）は、男性は左手を下にして重ね（女性は右手を下に）、時計回りにゆっくりと回します。
⑤　のときの丹田呼吸は右の方へさしかかるとき吸って、左の方にさしかかるとき吐きます。
⑥　意念（意識を置くポイント）は両手の労宮を内側から抱き込むようにします。
⑦　吸って吐いてを繰り返しながら丹田を中心にゆっくり回します。
しばらくすると手の平がしびれたような感覚、むずむずするような感覚を覚えます。

◆丹田の型

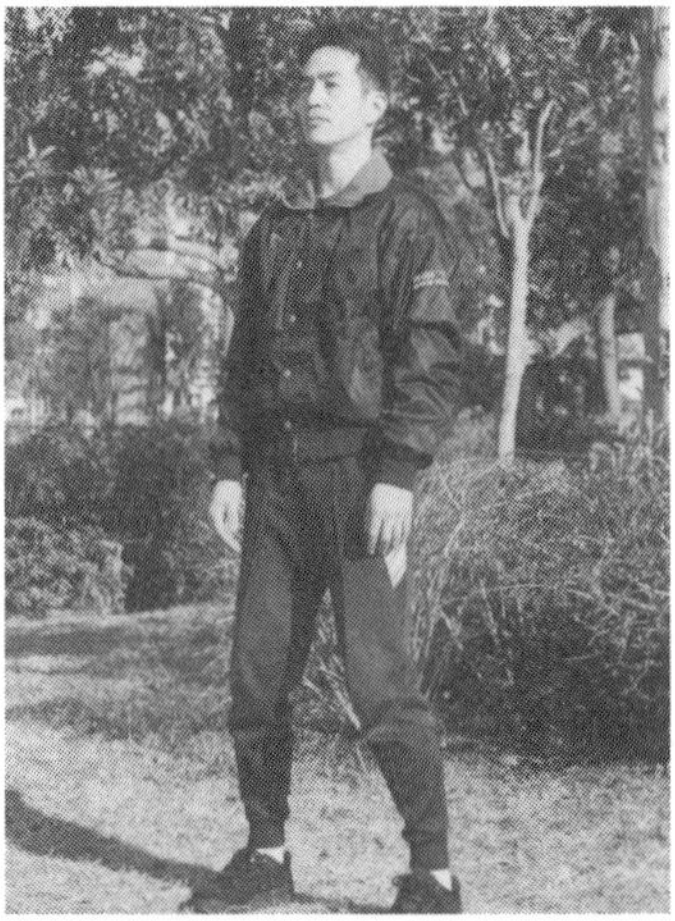

①両足は肩幅ぐらいに、並行に立ちます。

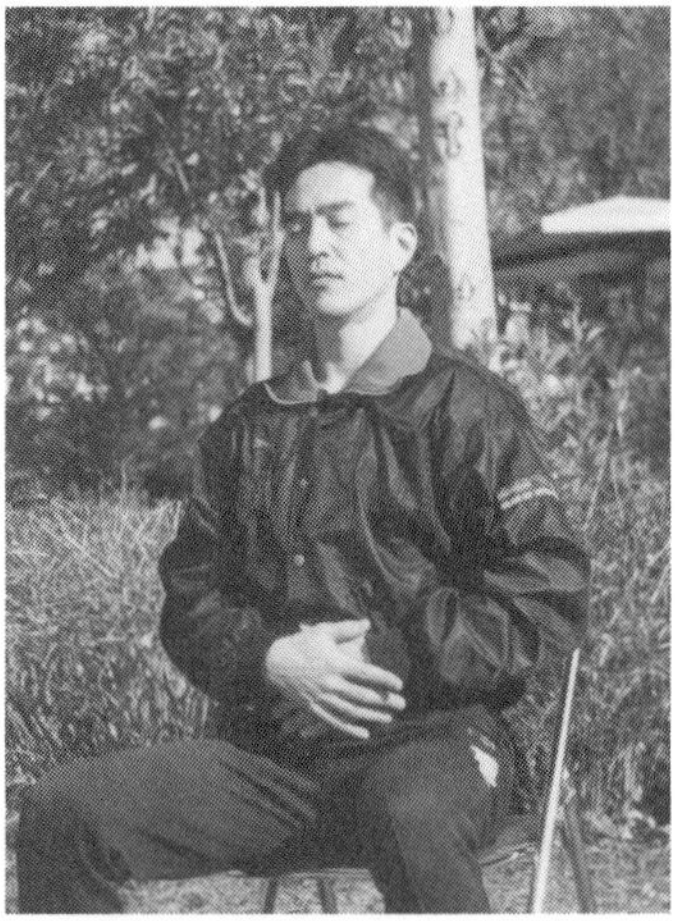

②労宮を内側から抱き込むように。

7. 波の型

さて修身養心氣功、最後の型「波」です。

生命誕生の故郷は、ご存知のとおり「海」です。ですから、海と人間の生命力の間には密接な関係があるのです。さざなみは一分間に十八回起こりますが、これは、人の呼吸回数に近い値です。その倍の三十六は人の体温、その倍の七十二は心拍数、その倍の百四十四は血圧といったように、不思議な一致が見られ、この数値からもいかに海が「母なる海」であるのかがよくわかります。

仮に自分だけが勝手なことをしようと思っても、私たちの生活は大いなる自然のリズムと共にあり、その中でしか生きられないのです。

実践要領

① いつものように平行に立ち、ひざを緩め、足の付け根も緩めます。
② 背筋は軽く伸ばし、肩はストーンと脱力して手首も落とします。
③ うなじは軽く伸ばし、首の二番目と三番目の関節を緩めます。
④ 頭の頂点（百会《ひゃくえ》）を天の〈氣〉と結び、足の裏をゆったりと地の〈氣〉と結びます。
⑤ 体の正中線（中心線）を中心に、右へとねじると同時に両手を波のように動かしながら伸ばし、伸ばしきったら波が打ち寄せて返すように、正中線を中心に左の方へねじっていきます。これを繰り返します。
⑥ 呼吸はいつものように丹田呼吸を行います。
⑦ 右の方にねじったときに息を吸って、左の方へ戻すときに吐きます。
⑧ 心をゆったりと緩め、まさに海の上を漂っているようなイメージを持ちながら繰り返し行います。

やってみるととても気持ちのいい動きです。この動きによって体のリズムが整い、内臓が鍛えられて強靭な体質が作られ、寝不足や夏バテから解放されることでしょう。寝つかれない夜などにトライしてみてはいかがですか？

◆波の型

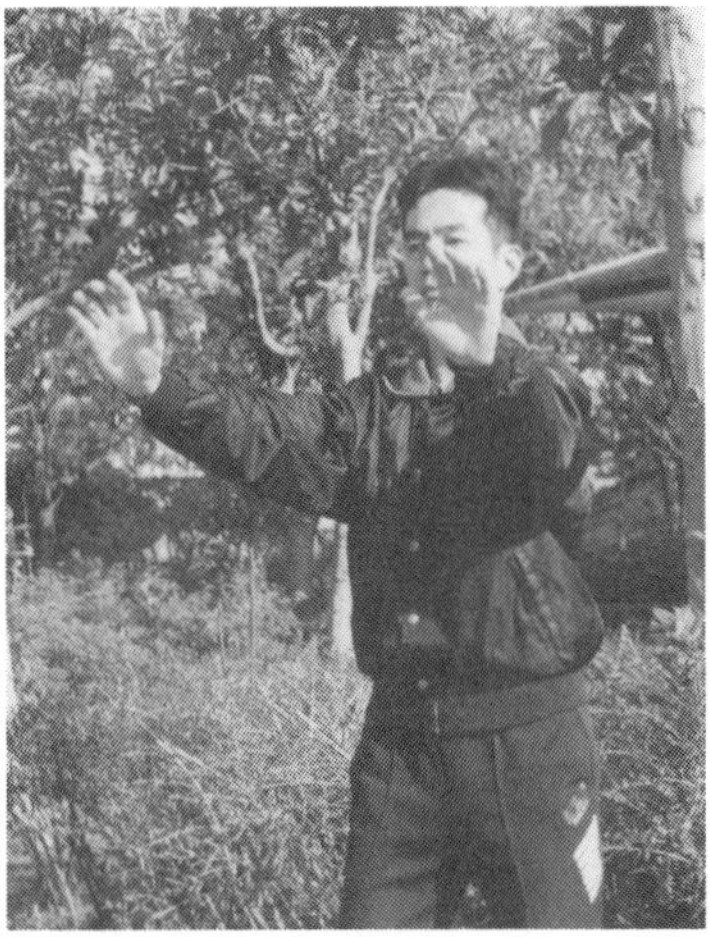
①波をイメージします。

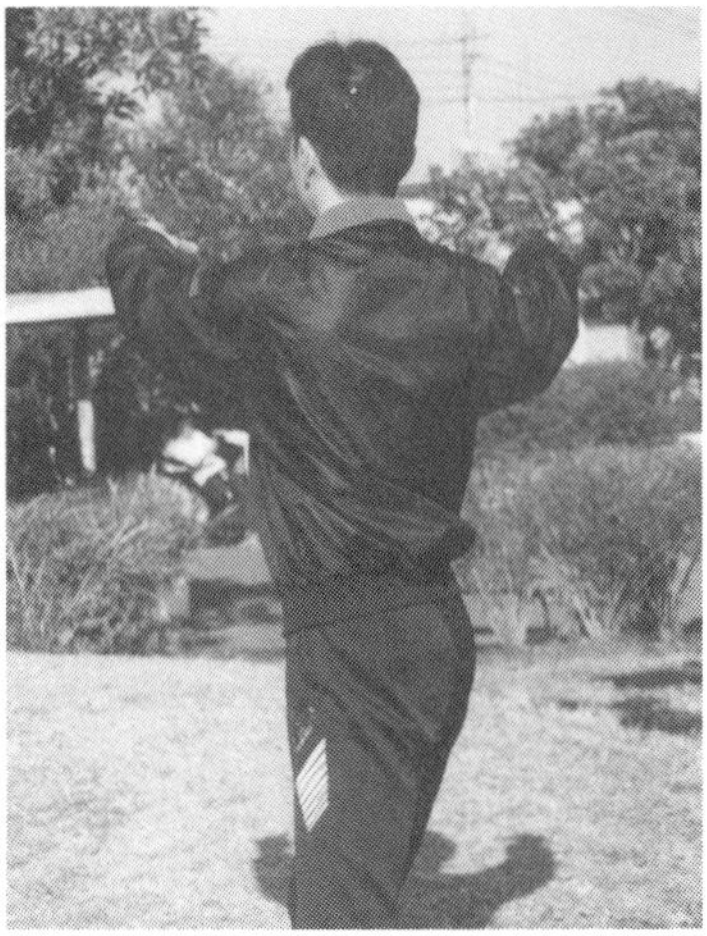
②波がゆっくりただよっているようにねじります。

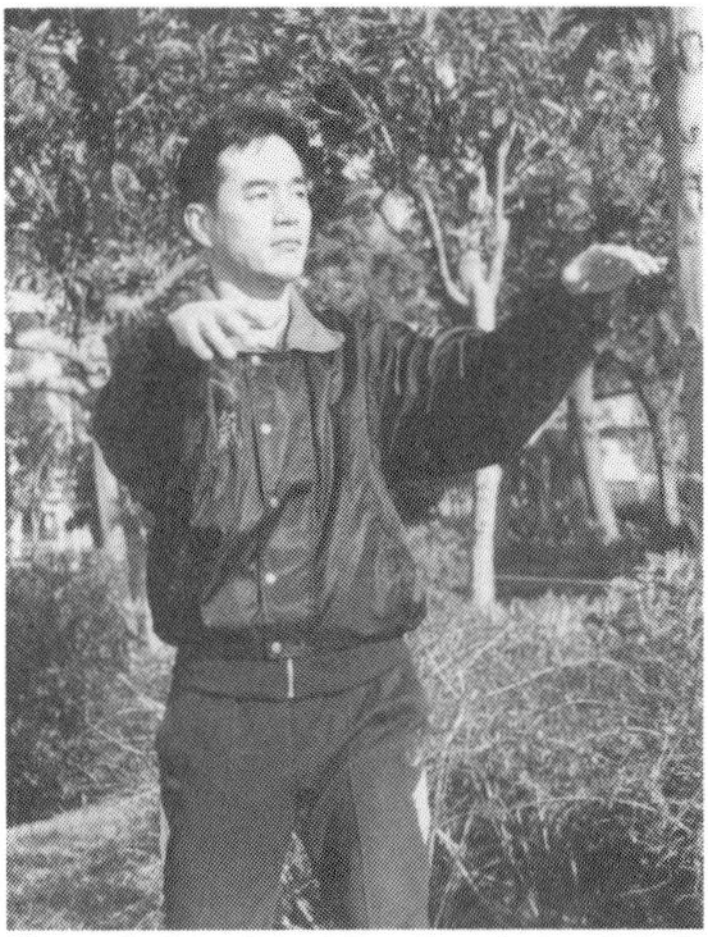
③このときヒザをリラックスさせ、やわらかく使いましょう。

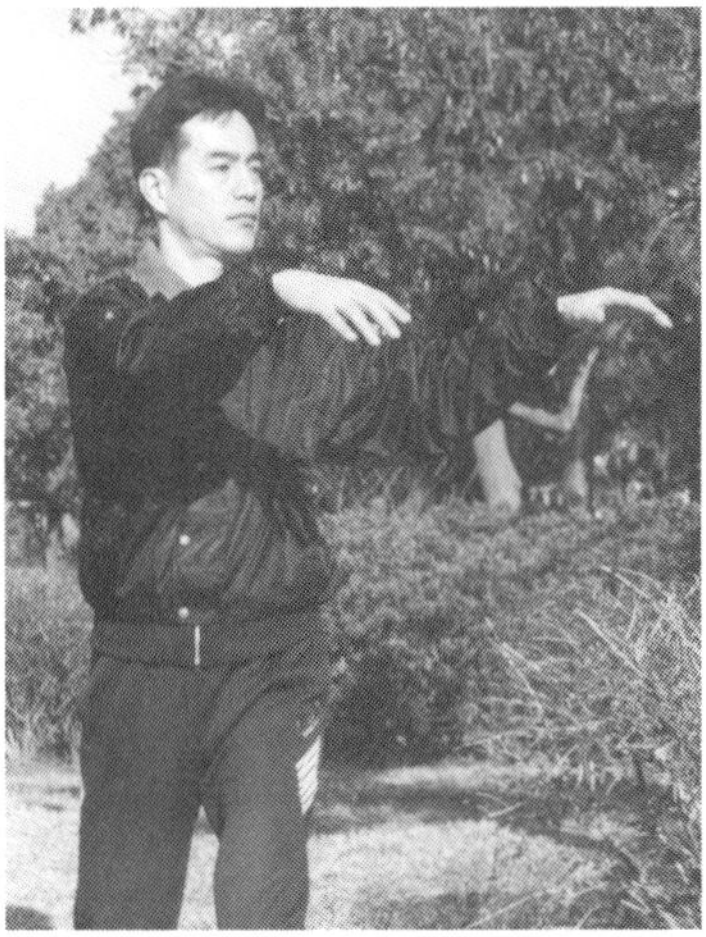
④ゆっくりねじりながら戻していきます。

◆私の〈氣〉の体感

小杉　富子

港南台地区センターの氣功教室で、生まれてはじめて「湧泉呼吸法」というものを体験した帰り道、足の裏からドクドクと血が流れるのを感じ、久しく忘れていた「地に足が着いている」感触を味わったときの感動を今もはっきり覚えています。

ちょうど二年前になります。当時の私は、身も心も老化の一途を辿っていた状態だったのです。医者に行けば、「更年期ですから……」あるいは、「老化現象ですね。これ以上悪くならないように気をつけてください」の一言で片付けられてしまう諸症状が、体のいたるところに現れていました。足の裏も常に腫れぼったい感覚でした。

氣功に二回、三回と通ううちに、手の平にビリビリとしたものを感じ、丹田付近にかすかにお腹が張ったような、腸が動くような変化を感じるようになりました。そして、氣功をして帰ったあと二、三日は元気になったように感じるのです。はじめは半信半疑でしたが、信じて続けてみようと思うようになり、どうせ続けるのなら夜の道場に通ってみたいと思って入門した訳です。ところが、〈氣〉の交流で武道の有段者たちが先生にこともなげに激しく跳ね飛ばされる光景をまの当たりにして、身がブルブル震え、内心とんでもない所に入門してしまったと、少し慌てたのも事実です。

初期の頃は、〝体を緩める〟ことがなかなかできませんでしたが、あるとき神仏に祈るときの無我状態を連想した瞬間、柔らかい風がスーッと、流れてくるのが感じられ、何者かに引っ張られているように、後に飛んでしまいました。加速がついて飛んでいたのです。二カ月ほど経過した頃、丹田の重苦しさで目が覚め、太陽が頭の中をグルグル回るのを体験しました。この頃から少しずつ体感が強くなっていったように思われます。

軽くなった上半身が大空を飛んでいるように錯覚することがあります。飛んでいる途中で、さらに新たな力が増幅して飛んでいることがあります。

あるとき、先生の背後から急に襲いかかってみたら、両手に高圧な電流がビリビリッと走ったようにしびれることがありました。なんとも不思議な経験でした。対氣組み手で、体に受ける〈氣〉が鋭く感じたり、重く感じたりします。柔らかく優しく入って来る〈氣〉が意外にも力強く感じたりします。〈氣〉はその人によってそれぞれに違っているのが不思議です。

放松功（リラックス氣功）をしますと、体全体に弱い電流のようなものを感じ、宇宙の中に溶け込んでいる肉体を感じます。

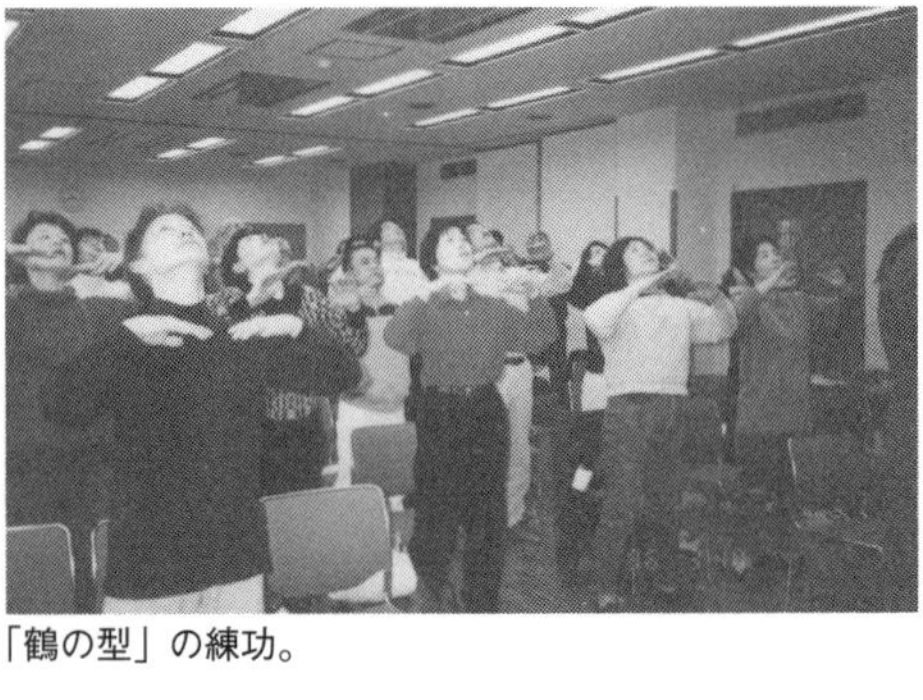
「鶴の型」の練功。

丹田部分に、ときには「熱さ」を、ときには「痛さ」を感じます。筋肉が膨らんだかのように力がみなぎるのを感じます。

怒ったり、こだわったり、先々のことを心配することが少なくなりました。また、そうしたことにとらわれる時間が短くなってきています。体調も知らず知らずのうちに気力が充実して健康を回復してきています。

朝日が昇る頃、大空を仰ぎますと鳥のさえずりが耳いっぱいに入ってきて、大きな大きな自然の中に解放された気持ちになり、この上ない幸せを感じます。

心氣道開眼に記されていますように、知的で温かい慈愛に満ちた「思考と方法」ができる人間に一歩でも近づければと願って、続けていこうと思っています。

塩竹 燁子《ようこ》

◆〈氣〉の体感について

〈氣〉とは温かい、または、熱いもの、電磁波のようなもの、風圧のようなもの、あるいは光のように見えるものなどで、総じて〃快いもの〃に感じています。

これらについて各功法や場合にそって、思い出しながら述べていきます。

まず、初心者には氣感のわかりやすい修身養心氣功。これが〈氣〉らしいと最初に感じたのは、指先がピリピリジンジンする感覚でした。このピリピリ感は、いろいろな氣功のはじめに感じられます。ゆったりと立ち、丹田呼吸を始めると、最初の頃はその位置さえわからなかった丹田にだんだん存在感が出てきて、ピクピクドキドキして全体が熱くなってきます。「基本の型」では、手の平の中にモワッとした圧迫感があります。はじめの頃は具体的にその形をイメージすることで感覚が生まれ、慣れてきたら皮膚感をイメージすることによって、その感覚が高まってきているようです。「合掌の型」では両手の間に〝ジンジン〟したものが充満し、手全体がぼうっと温かくなってきます。「顔の型」で顔を洗うとチクチクむずがゆいけど気持ちよく、目はスッキリして、パッチリ見えるようになります。

「ボールの型」では、手と手の間に無数の糸が張られていて、それがまるで磁力で引き合ったり、反発しあったりしているようなエネルギーを感じます。

次の「丹田の型」では、丹田に別の命があるみたいに痛いような熱さが手にも伝わってきます。

座法の「百会にバターをのせて」では、バターの軟らかい色や流動感を皮膚的にイメージすることで、その流下と共に体が緩み、溶けそうになります。そして体は温まり、モワッとしたバリアに包まれているようでとてもいい気持ちになります。

湧泉呼吸では、形により多少の差はあるものの、足の裏から背中を通って百会へと、体の中を〝何か〟が流れていくのを感じます。はじめのうちは点や部分として感じられていたものが、

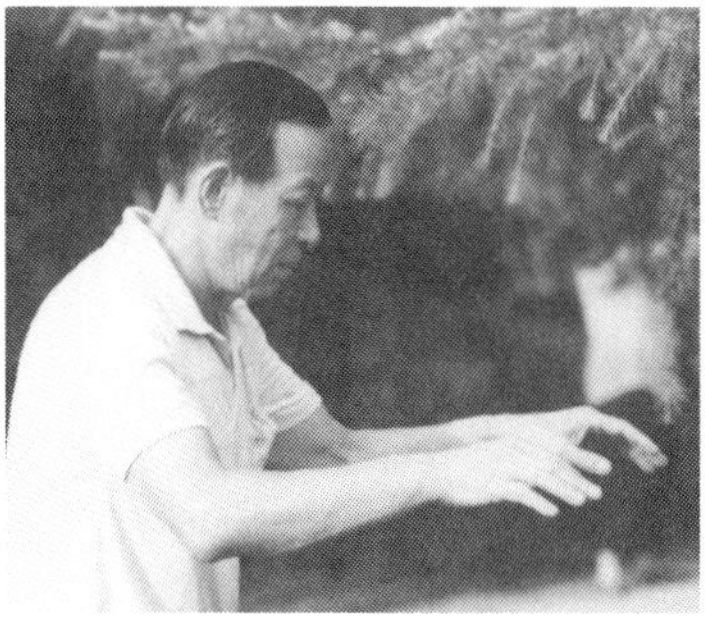

リラックス（放松功）氣功。

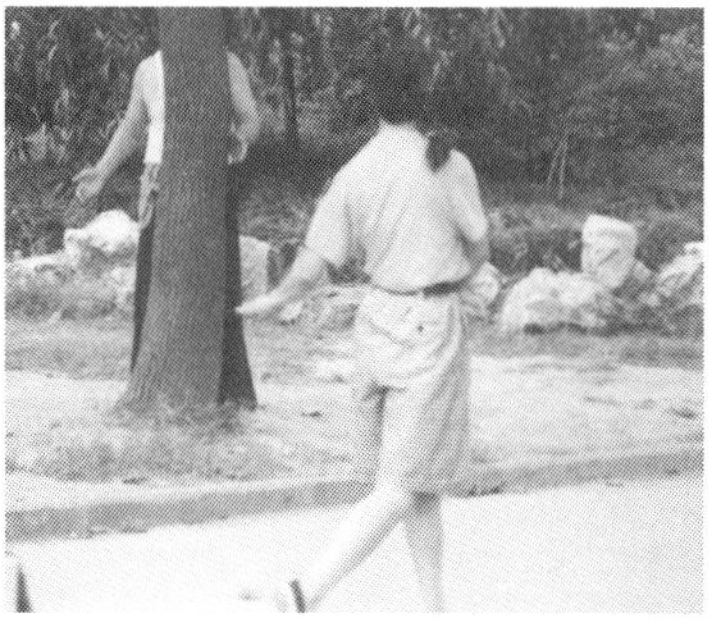

散歩（郭林）氣功。

回を重ねるにしたがって線になってきたようです。

早朝、日の出を見ながらの「散歩（郭林）氣功」は、百会から〝何か〟が降り注ぎ、体がピリピリしてとても気持ちが良いものです。

「放松功（リラックス氣功）」では、良い立ち方ができて、調身、調息、調心のバランスがとれているようなときには、特に上半身は自分と空間の境目が薄れ、溶け合った感じで、これまで体験したことのない、すべてから解放されたやすらぎの世界に入ります。「放松功」が氣功の中の氣功と言われる訳がわかるような気がします。

この頃、いい絵や焼き物、それに踊りなどを見ると、丹田にぐっと熱いような軽い緊張感を覚え、体も熱くなってきます。これはその作品にいい〈氣〉があるからでしょうか。昨年二月末、まだ氣功を始めたばかりの頃のことです。明け方普段見たこともない父の夢を見、起床後電話で亡くなったことを知りました。当時は偶然の一致の不思議とばかり思っていましたが、今ではやはりこれも、〈氣〉だったのではないかと思っています。

「自発動功」では、丹田から何かが湧いてくるような〝来た来た〟という感じがあり、体が勝手に動き出してしまい、しばらく止まりません。その動きが納まった後には眠くなるときもありますが、スカッとさわやかになります。

最後に「対氣組み手」での感覚についてあげてみます。温かい、熱い、痛い、重い、前や上に引っ張られる、後ろや下に押される、まわる、腕や足が上がる、めまいがする、動けない、しびれる、体の深部に潜入するなどなどです。これらは、自分で全くどうすることもできず体が勝手に反応してしまい、あるいは体の中の何かがそうしたくてしてしまうようで、本当に不思議としか言いようのない感覚です。

松本道場に通い始めて一年四カ月の間、いろんな氣功を勉強しました。日々気感も変化して来つつあるようですが、奥の深い氣功のこと、まだまだほんの入口でしょう。これからまた、どんな新しい不思議な〈氣〉が得られるかとても楽しみです。

◆人生意気に感ず

高橋　諒《まこと》

私は合気道を永年やっており、現在五段です。その合気道の上達に繋がればと一九九三年二月六日（月）朝七時半過ぎ休暇を取り、松本先生の本部道場の稽古にはじめて参加しました。それまでは、日曜日の月一回コースで十回ほど基本的な練習をしていましたが、「対氣組み手」ははじめてです。目では見ていましたが、体での実体験はじめてで、期待と不安で胸がワクワクしていました。

そして「対氣組み手」、自分の体の前でフワーッと空気が広がったような感じがしたと思うと、もう後ろのマットに沈んでいました。何度も向かっていき、初回であるにもかかわらず、突き、蹴りと、攻撃はどんどんエスカレートしていきました。ところが、強く向かえば向かうほど、強くはじき飛ばされていきました。催眠術かと疑ってもみました。しかし、自らの体が躍動して飛ばされているのを実感すると、〈氣〉の存在、〈氣〉のぶつかりがあるのを信じざるを得ませんでした。

それまで、内弟子の方々が中心だった稽古も一般に開放されるようになり、徐々に現在（二〇〇二年）の道場の陣容となりました。私がはじめて参加した当時を知るのは数人であり、今でさえ遥か昔のことのように思えるのに、今後時間の経過と共にますます大昔の出来事のように思えるようになることでしょう。その要因のひとつに松本流氣功における各人の上達の早さがあるのではないでしょうか。飛ばされる側から飛ばす側になった者にとってはまさに驚きであり、事実、中国氣功だけをやっていたのであれば、十年、二十年後にやっと到達できるかどうかの世界であり、その意味からしても、この一年は二十年分の価値があったように思えます。

一九九四年を振り返ると、あまりにも大きな一年でありました。もともと、〈氣〉との出会いはマイホームを実現する過程であったものです。家作りを模索し、〈氣〉と出会い、〈氣〉に熱中しているうちに、土地が見つかり、いつのまにか一戸建住宅のオーナーになっていました。この夢が実現できたのは、当然、大きな成果です。しかし、それ以上にそうなっていった運命に不思議を感じます。人と人とは見えない糸、〈氣〉で繋がっているのでしょうか。いろいろな人との出会いで協力なくしては絶対に実現し得なかった夢なのです。これも必然必要なのでしょうか。ますます、もっと大きな夢に向かって突き進みたい気持ちです。

そこで、来年の抱負を一つ、二つ。〈氣〉の上達、〈氣〉の輪の広がりは当然の目標です。〈氣〉の中身としては、中国武術における発功、そして合気道の合気を日々の練功の中で意識して、自分のものとしていく第一歩としたいと思います。次に、このすばらしい〈氣〉を社会の中で、どう生かしていけばいいか考えてみます。実業の中でどう生かすか、実生活の中でどういうかかわり方があるのか。その一つのカギとしては、健康だと思います。単に一人の人が一人を治すという医療氣功というのではなく、もっと大きな視点からとらえたいと思います。

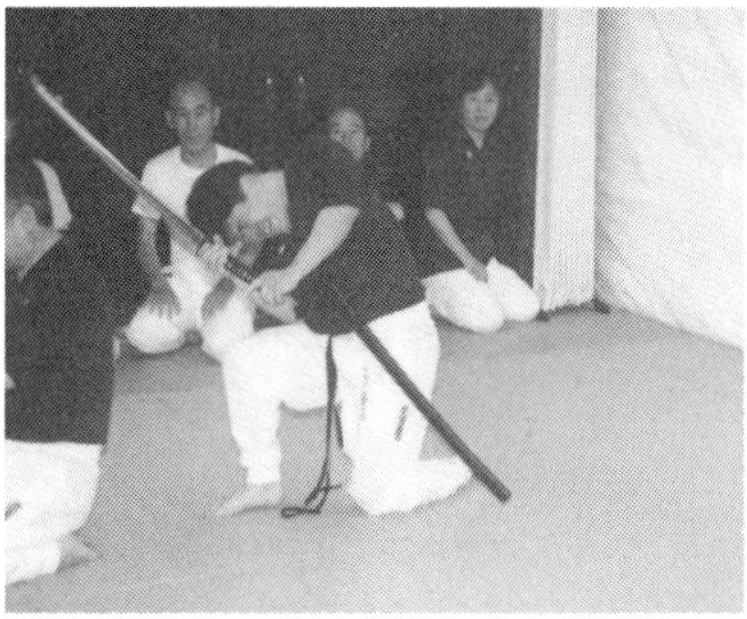
後ろから真剣で切りかかるが弾き飛ばされている（高橋氏）。

5. 武《ぶ》功《こう》壮《そう》健《けん》操《そう》――中級者コース

上海揚子江・武術氣功会館（上海揚子江武功体療院）館長　奚藩良

「武功壮健操」とは、その源を古代導引術とし、武術動作によって意、氣、力（注：意とは意識、氣とはエネルギー、力とは肉体的な力）を融合させ、早い動作とゆっくりした動作を組み合わせ、また剛と柔のバランスをもって体を健やかにし、病を治す鍛錬法です。

健康効果と目的

一、体質の強化

「武功壮健操」は全身を使った運動であり、日々の練習で筋肉の各所を鍛えて新陳代謝を促進し、免疫力を強化してゆきます。よって特に老人、虚弱体質者、一般的な慢性病疾患者には、体質の強化や病気の予防、治療として大変、効果があります。

二、緊張状態の解消

人間の健康と精神の緊張は密接な関係をもっており、緊張状態が生理的機能に影響を及ぼすことは、科学的にも証明されています。環境によるストレスは、体の行動へ連続的に影響し、それによってアドレナリンの分泌が増加されます。そして呼吸数、心拍数が上がり、末梢血管の拡張、血液、血糖の増量など、いわゆるストレス反応を引き起こします。「武功壮健操」の鍛錬では、正しい瞑想法によって美しい景色、楽しい情景を思い浮かべることで雑念や憂鬱《ゆううつ》を取り払い、外からのストレスを解消させていきます。こうすることで人体の生理、生理化学のプロセスを最良の状態に近づけ、ストレス反応に対する大脳皮質の働きを助長します。こうした準備が体内を休息させ、体調の回復や調整に有利な条件となり、健康促進に繋がるわけです。

三、運動系機能の改善と向上

筋肉運動機能の良し悪しは、人間の環境適応能力に直接影響します。運動不足になると筋力は徐々に衰えて骨質が低下し、骨格をつなぐ靭帯の弾力性も弱まるので、ケガをしやすくなってしまうのです。人体の生理原理を基にした「武功壮健操」の鍛錬では、運動器官の新陳代謝を助け、全身の筋肉、関節、骨格をそれぞれ強化し、丈夫でたくましいものに変えてゆきます。関節が柔らかに、かつ大きく動くようになれば、靭帯や関節の損傷を防ぐことになり、各疾患の治療にも大変効果的です。

四、呼吸系機能の改善と向上

「武功壮健操」の鍛錬時には、動作と呼吸のバランスが要求されます。長期的に呼吸訓練を行うことで呼吸はゆったりと深く、均等になっていきます。これにより横隔膜と腹部の運動能力が強化され、肺組織の弾力性が保たれます。呼吸器官と横隔膜を充分に鍛えることで、胸部の活動機能も強化されて肺活量の増加に繋がり、気体変換の改善も得られます。同時に気管内の分泌物も排出しやすくなり、肺の病理性滲出《しんしゅつ》液の吸収を促し、呼吸機能の増強を助けることとなります。

五、消化系機能の改善と向上

「武功壮健操」を長期的に行うと、食欲増進と消化機能の向上が感じられるようになります。これは消化系統の機能が増強、調節された証拠です。呼吸の調整によって横隔膜が上下に移動し、胃腸に空腹部からの圧力がかかります。これが胃腸への按摩作用になっているのです。そのため胃腸の蠕動《ぜんどう》が促進され、腹腔内の血液循環が良くなります。つまり「武功壮健操」は、消化系の潰瘍《かいよう》や胃下垂、慢性の下痢、便秘にも効果的なのです。

六、循環器系機能の改善と向上

「武功壮健操」の訓練時には、手足が温かく感じられます。そして全身の各器官が運動したにもかかわらず、心拍数はさほど増えずにかえってゆっくりと、力強い脈を打つようになります。これは心臓の負担が減少され、心筋の消耗量も大幅に減った証拠です。「武功壮健操」は心筋の興奮と収縮力を高め、冠状動脈の拡張を強化することで、心筋の養分を改善しているのです。よって心筋の力も強まり、肝臓や脾臓の器官へ、血液が周到に分配されるようになります。また血液の量も増えて流れが良くなり、筋肉及び関節の動きへの障害がなくなることで体内の静脈血流が加速され、うっ血が減少されます。つまり「武功壮健操」の鍛錬は、心臓機能の強化や新陳代謝の改善となり、循環器官の病気予防、心筋機能の低下防止、及び血圧の調整に大変有効なのです。

七、泌尿器系機能の改善と向上

「武功壮健操」にはアドレナリンの分泌を調整する作用があり、人体の免疫力強化に大変有効です。長期的鍛錬によってインシュリンの分泌が増加し、逆にグリコーゲンは減少されるので、糖尿病予防にも効果があります。

八、神経系機能の改善と向上

神経系統は各器官の調整や支配を行う、いわば活動の中枢です。人間は神経系統の指示により外界の環境に適応し、体内の各器官を連動させています。神経系統は常に体内の各器官や他の系統、組織を動かし、調整も行う多忙な系統なのです。よって神経系統を酷使する頭脳労働者などは、特に脳細胞の退化が進みやすく、記憶力の低下や動作緩慢、倦怠感などの症状が現れます。また情緒不安定や鬱《うつ》状態といった症状も起こりやすくなります。しかしこうした神経系統の機能も、「武功壮健操」の鍛錬によって改善、向上させることができます。

九、神経へ栄養を送る機能の増強

体内の各組織や器官の働きを正常に保ち、異常を回復させるため、各器官は互いに制約し合い、依存し合っています。体内の正常状態を保つには、さまざまな要素が必要です。体の活動が欠乏したり不足したりすると、神経へ栄養を送るプロセスが変化し、知覚伝導にも影響を及ぼすことになります。よって筋肉の萎縮やその他の進行性病変が進み、機能の障害が生じます。「武功壮健操」の鍛錬により、神経へ栄養を送る機能を刺激して、血液の循環や組織の新陳代謝を促し、体全体及び局部組織の機能を高めることができます。その結果、筋肉萎縮の予防や、関節の強化に大変有効です。

十、人体の潜在能力の発揮

人体にはまだ多くの潜在能力が眠っていることは、すでに実験で証明されています。体内の毛細血管で、常時活動しているのは約十億本です。しかし八十から九十パーセントの神経細胞はまだ作用していないといわれています。例えば肺の細胞は約一億五千万ですが、そのうち作用しているのは一部分です。「武功壮健操」を行うと、脳内に電波が発生し、肺活量や血管容積量が増量される。これは「武功壮健操」によって、人体の潜在能力が発揮されたといえるでしょう。

長期的な「武功壮健操」の訓練によって、体の各系統や器官の機能は修復され、制御力及び調整力も強化されます。また血液の循環と呼吸の安定が促進され、代謝も良くなり、病気予防に有効です。これらのことから見ると、「武功壮健操」は人体の生理や解剖学の特色と符号しており、病気予防、体力増強に有効な運動として、広く世に勧めるべきです。

「武功壮健操」の成果

一九九六年、中国体育科学学会主催〝第一回全国体育声像[訳注1]研究討論大会〟にて一等賞を受賞。

一九九七年、国家体育委員会主編〝中華体育健身法〟第二巻に収録。

一九九八年、中央テレビ局〝健身教室〟にて指導を放映。

一九九九年、上海テレビ局〝天天練〟にて指導を放映。

一九九六年、上海で行われた国際武術博覧大会にて、二十カ国余りの参加国中、松本祐を団長とする日本代表チームが特別優秀賞を受賞。

［訳注1］声像：本来はビデオなどの録画、録音の総称だが、ここでは「テレビ会議」の意と思われる。

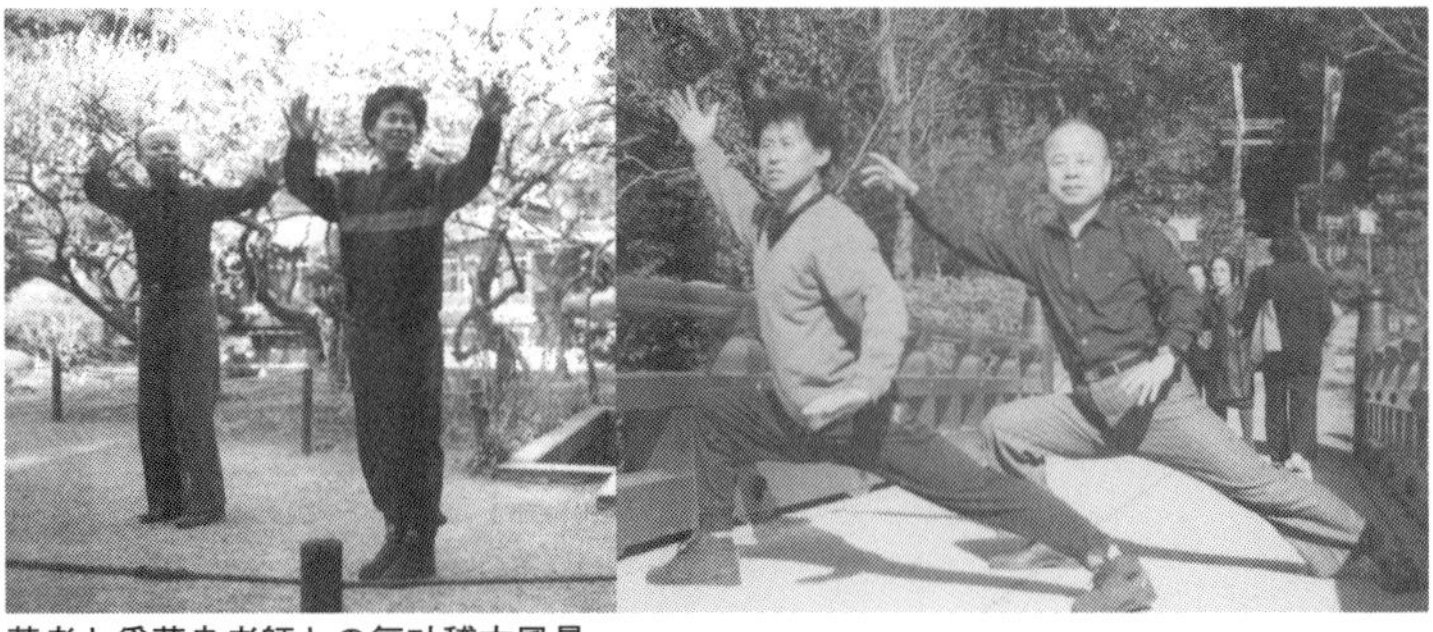

著者と奚藩良老師との氣功稽古風景。

「武功壮健操」による治療効果

「武功壮健操」は、自己鍛錬によって他人の病気をも治す、一種独特な治療方法です。これは中国武術医学の遺産であり、治療効果のある保健健康運動で、一般的な病気や診断のつきにくい症状に有効です。

体の健康と精神状態には、密接な関係があります。人間は疲労が溜まると、精神的に緊張しやすくなります。そして血圧が上昇して呼吸や心拍が速まり、末梢血管が拡張されます。その結果、陰陽のバランスが失われ、病気に至るのです。「武功壮健操」では、精神の緊張をほぐして大脳皮質を和らげ、体全体のストレス反応を取り除くことで、人体の生理、生物化学のプロセスを最良の状態にしていきます。こうしたことが体の休息と調整に有利な条件となり、健康促進や長寿という目的に繋がるのです。この作用は、中国武術氣功療法学の中に構成されたうちの一つです。

「武功壮健操」の正しい運用によって、内臓のバランス機能を調節し、生命に不可欠な元の気を鍛錬することができます。元の氣が旺盛であってこそ、はじめて任脈と督脈が出合い、病気に対する人体の抵抗力が強化されるのです。さらに氣功療法の鍛錬は肺活量を増やし、食欲増進、呼吸機能の向上、血液循環の促進を助長します。そして氣と血の巡りを良くして陰陽のバランスを保ち、内臓を養い、筋肉や骨格を育て、関節を柔らかに保ちます。氣が経絡を巡ることは生命活動において大変重要なことであり、通説では「通、すなわち痛まず。痛、すなわち通らず」と言われています。

つまり氣や血（氣血）の流れが悪くなると痛みや病が起こり、流れが良くなると痛みもおさまり、健康になるというわけです。

武功療法はこうした鍛錬の中で健康を保ち、治療効果も得られる運動なのです。

以下、上海道場診断の難しい症例の治療成果を二例記します。

● 男、四十一歳。主な症状は腰痛、腰部の湾曲、下肢のだるさ、全身の脱力、不眠などで、二年以上もこういった症状が続いていました。氣功療法前は特に重症で、腰部の湾曲によって活動が困難になり、痛みも相当なものでした。そこでわれわれは「武功壮健操」第五節（月見《つきみ》の型）、第六節（果老《かろう》の型）を行い、同時に腰部の経穴に点、按、圧［訳注2］の手法を行ったところ、痛みと痺れる感じがありました。しかし五つの治療行程（一週間に一つの行程）終了時には、症状がだいぶ改善され、その後毎日三回、三カ月間治療を続けたところ、ほとんど完治しました。睡眠も正常に戻り、食欲も出てきて精神的に充実し、現在までのところ再発はありません。

● 男、五十八歳、軍人。長期に渡る低気温の中での潜水艇勤務により、重度の全身関節炎で活動困難となります。四肢の麻痺と激しい痛み、ひざの腫れで歩行も難しく、評判を聞いて来院とのこと。われわれはまず第三節（虹《にじ》の型）、第四節（鯉《こい》の型）、第八節（仙女《せんじょ》の型）を行い、続いて足三里、風市、膝眼、血海などの経穴を押してみたところ、痛みと痺れの感あり。十数回の自己鍛錬後、現在は好転し回復しました。

「武術氣功療法」では「寒気、背愈の脈に入りやすく、脈、渋[訳注3]となり。渋脈、虚血となり、血虚は痛みとなり。その愈、心に繋がり痛みとなり。按、熱気になり。熱気、痛みを止めるなり」と言われています。これは寒気が、人体に危害を与えるという意味です。「武功壮健操」を行うと、熱気が体内を循環して寒気を取り除き、病を治す作用が得られます。上述した二つの症例の治療結果は、「武功壮健操」が人間の免疫力と抵抗力を高め、全身の経絡の流れを調節するという、神秘的な効果を証明するものです。

「人は氣をもって生き、精尽きれば死となり」、「精は氣であり、氣は神である」。人間は精、氣、神[訳注4]という三つの宝を持っており、これは生命の営みに欠かすことのできない要素です。「武功壮健操」で行う導引は、まさに精、氣、神の鍛錬を目的とし、生気を鍛えて精を養うという、重要な作用なのです。

[訳注2] 点、按、圧：点は、指の先で押す。按は、指の腹で押す。圧は、手の甲などで広く押す。
[訳注3] 渋：脈が渋滞して円滑に動かないこと。
[訳注4] 精、気、神：精は、精力。気は、生体エネルギー。神は、精神力。

「武功壮健操」の練習方法と注意点①

「武功壮健操」を独学で習得する場合は、二、三人で一緒に行うのが良いでしょう。一人が図解を読んで説明し、一人がそれを聞きながら実際に動いてみます。図解を見ている者は、説明文を読みながら動作を行う者を助け、互いに研究しながら進めます。もしも一人で行う場合は、まず図解と説明文を良く読み、そのとおりに体を動かしてみます。そして自分の動きと図解とが、合っているかを確かめながら進めてゆきます。また、初心者はあまり一度に動作の数は増やさず、一つ一つ覚えていくほうが良いでしょう。温故知新、つまり以前に学んだところを良く練習して忘れないようにし、まだ知らないところを学んでこれを知ることです。そして徐々に動きができるようになってから、練習進度を早めれば良いでしょう。同時に、学習の方向性を定めることが必要であり、これは動作をしっかりと記憶するのに有利です。注意深く、そして忍耐強く図解と説明に沿って行えば、「武功壮健操」は容易に掌握できるものです。

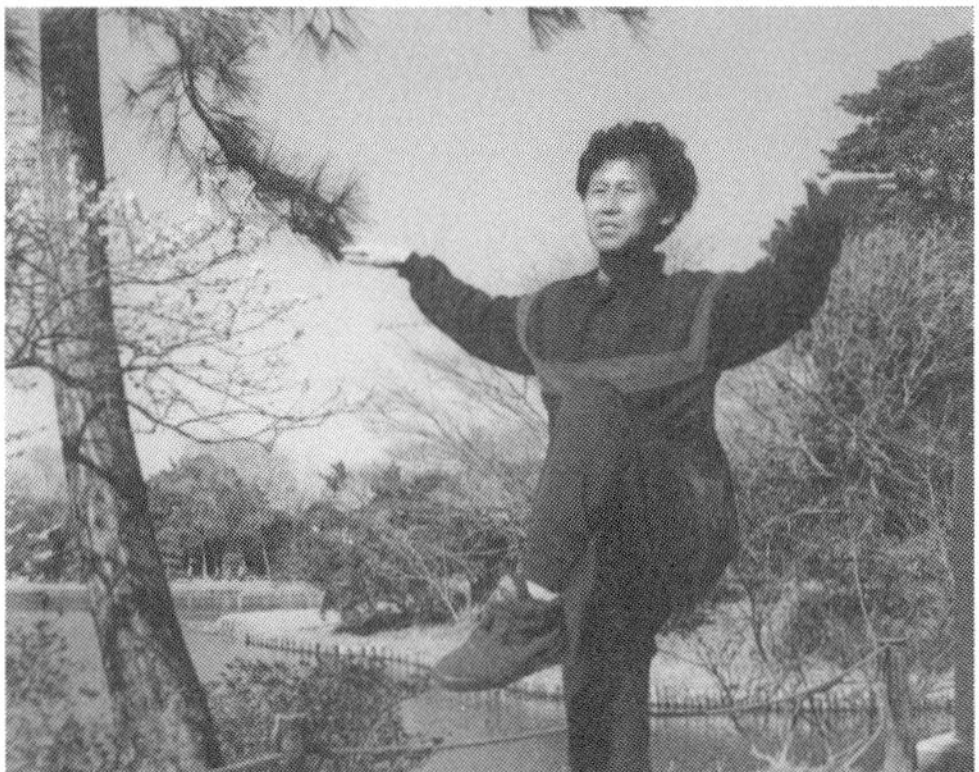

奚藩良老師の秘技。

「武功壮健操」の練習方法と注意点②

「武功壮健操」の練習では、まず未熟から熟練へ、熟練から巧妙へ、そして巧妙から至妙へと、徐々に高い過程を理解していかなければなりません。その習得過程は大きく三段階に分かれており、第一段階では基本の姿勢をしっかりと身につけます。手、眼、身のこなし、歩み、精、氣、神、力と功の要求を理解して、正確な姿勢をとり、ゆるやかにのびのびと、力強い足どりで行いましょう。第二段階では動作の連続性に注意して行い、鋭敏に、そして剛と柔どちらにも動けるように練習します。第三段階では、動作における力の運用に注意しなければなりません。意識的に呼吸と動作を自然につなぎ、全身を整え、落ち着いて大脳皮質を高度に集中させます。これまでの教授体験によると、練習前はさまざまな雑念が入り乱れ、思考を集中させて安静を保つのはなかなか難しいでしょう。そのため練習前はなるべく騒乱の因子を排除し、順調に練習が進められるようにすべきです。そうすれば必ずや予期していた結果に達するでしょう。

「武功壮健操」の練習方法と注意点③

どの流派の氣功であれ、大切な三大要素があり、それから離れることはできません。それは調心、調身、調息の三つです。この三つの関係は、どの功法の要求ともだいたい一致しています。

いわゆる調心とは、大脳中枢神経の調整であり、興奮と抑制の作用を起こします。調息とは「氣化[訳注5]」の効能調整を指し、呼吸を整えて新陳代謝機能を強化させます。調身とは、体内外の活動を整えることで、体内外の回復を促進させます。これら三つの調整により、人間の体には氣が満ち溢れ、十二経脈、奇経八脈が正常に流れるのです。

功法は千変万化ですが、どの氣功法でも練習で求めるものは「松、静、自然」の掌握であり、一歩一歩目標に達するべく、精進しなければなりません。

松。すなわち全身の放松、つまりリラックスすることです。体を休めて氣を自然に流し、全身及び大脳神経を快適な状態にします。「氣、全身あまねく渡れば滞少なし」です。これは落ち着いてゆったりとした状態であり、おだやかで明るい気分です。

静。すなわち大脳の入静です。精神を落ち着かせ、安静な状態にする。そうすることで体を自己調整する機能が充分に発揮され、運勢のバランスをとり、心安らかとなります。

自然。すなわち自然に合わせることです。意念（意識）、呼吸、体の動きを、自然の生理に合わせなければなりません。

「武功壮健操」は全部で十二通りあります。

すべてゆっくりと細く長く呼吸しながら、意識で氣を動かします。

体が先行するのではなく意識が先行します。意識が行く所、氣が動きます。

目は軽く閉じ、舌は上顎につけて行います。

また、それぞれの型は右と左の交互に行います。ここでは右側だけご紹介します。左側はすべて右側の逆を行えばいいと解釈してください。

［訳注5］氣化：体内の危機の運行と変化。

練習方法

演武指導：吉川和男指導員

一．鶴《つる》の型

首の前後の関節と全身を柔らかくし、氣血の流れを良くします。

氣功の型の中に首を曲げたり、伸ばしたりねじったりする動作がたくさん出てきます。これは首が生命の中枢というべき頭部へ、神経や動脈の通る大切なブリッジであり、その周辺を柔らかくすることによって血液の流れを良くし、脳へたくさんの酸素や栄養分を供給しようとする大切な運動なのです。

鶴が雄大に無限に羽ばたいていく様をイメージしながら行います。

● 基本姿勢（写真A）から右足を肩幅に開きます（写真B）。

- 吸いながら、両手を前からゆっくりと上げます。
- 顔の高さまで来たら（写真①）、吐きながら両手を胸に引き寄せ（写真②）、吸いながながら頭を後ろに倒すように首をそらせ、上を向き、そして戻します（写真③）。
- 吐きながら両手を前に伸ばします（写真④）。
- 吸いながら両手を大きく開き、下を向きます（写真⑤）。
- さらに吸いながら今度は顔を天に向け、両手を二回上に伸びます（写真⑥）。
- 吐きながら横から両手を下ろします（写真⑦）。
- 右足を閉じて基本姿勢（写真A）に戻ります。

◆基本姿勢

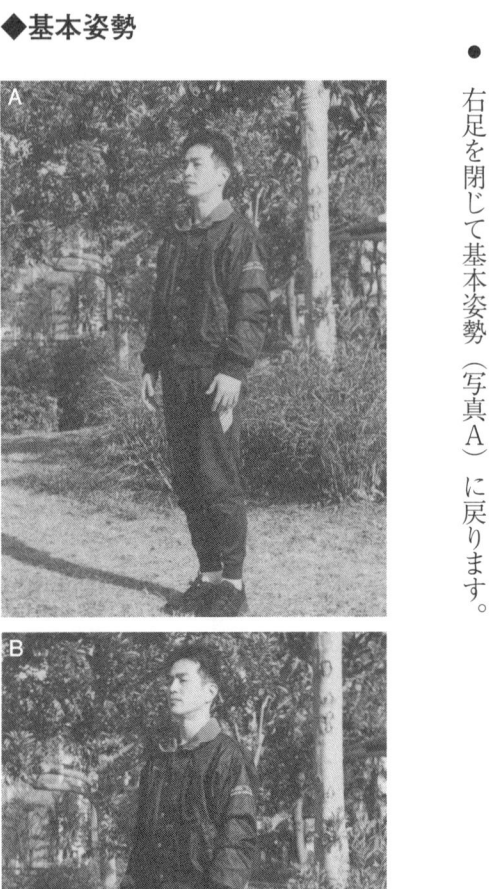

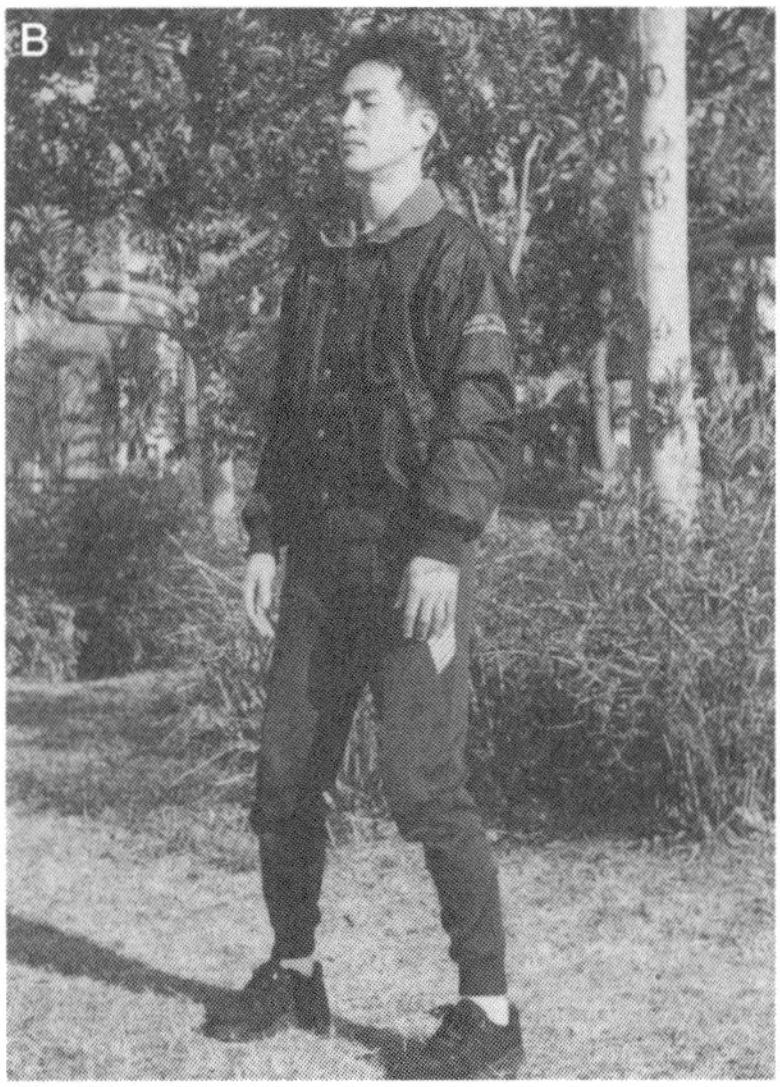

◆鶴の型

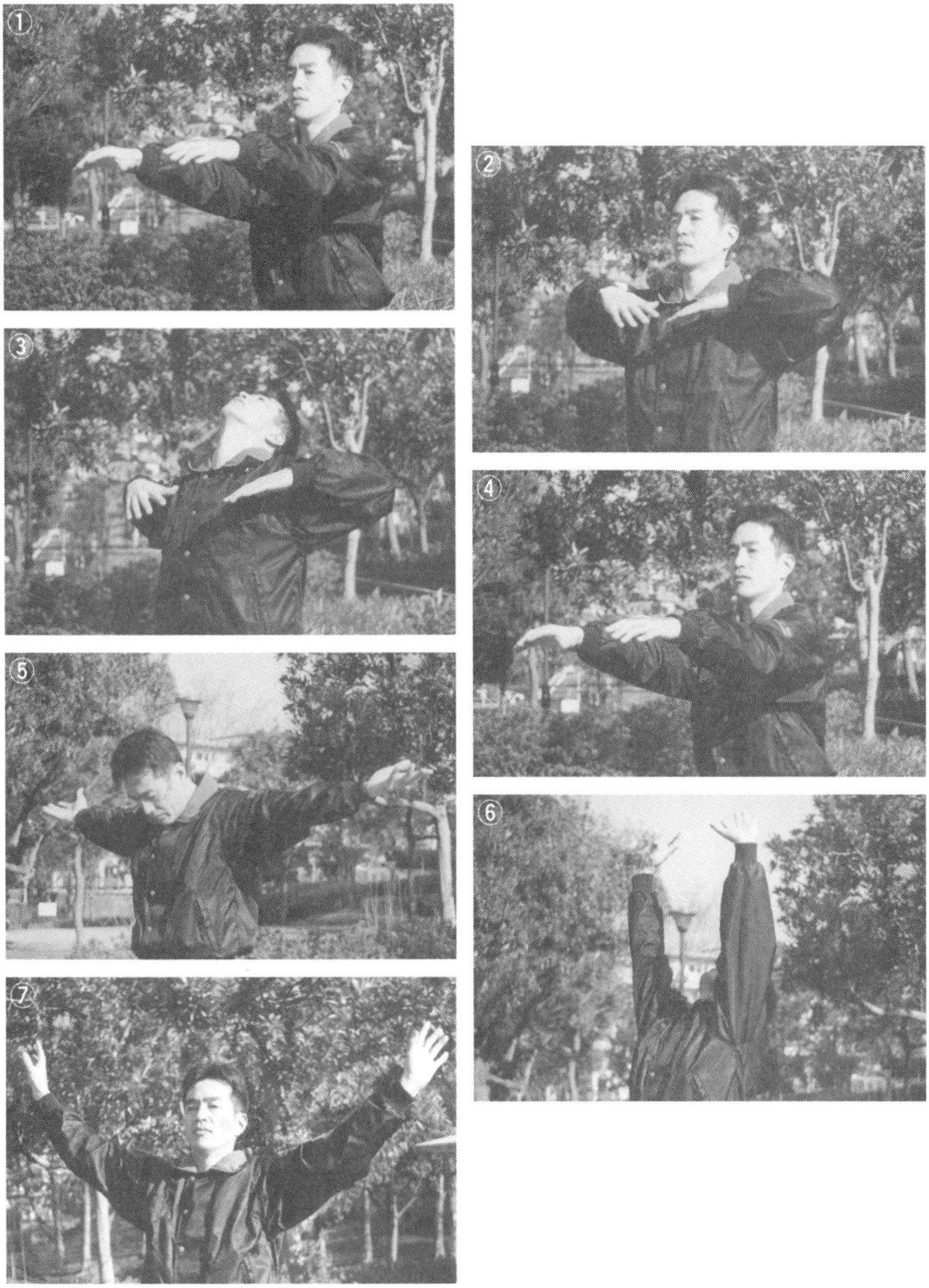

二、蘇秦《そしん》の型

首の左右の関節と肩を柔らかくし、氣血の流れを促します。
堂々と立ち、すべてが平和であるというイメージで行います。

- 基本姿勢（写真A）から右足を肩幅に開きます（写真B）。
- 吸いながら、両手を前から上げます。顔の高さまできたら（写真①）、吐きながら両手を下ろし、腰の後ろに回し、右手で左手の手首を掴みます（写真②）。
- 吸いながら両手を右側に二回移動させ、肩を伸ばします（写真③）。
- 二回目で首を二回右側に倒します（写真④）。
- その後、両手を腰に戻します（写真②）。
- 吐きながら両手を下に伸ばします。
- さらに吸いながら腰に戻し（写真②）、首を右に二回倒します（写真④）。
- 両手を上に引き上げて肩をストレッチします。
- 吐きながらゆっくり下ろし、吸いながら、前から両手を上げます（写真①）。吐きながら下ろし、右足を閉じて基本姿勢（写真A）に戻ります。

◆蘇秦の型

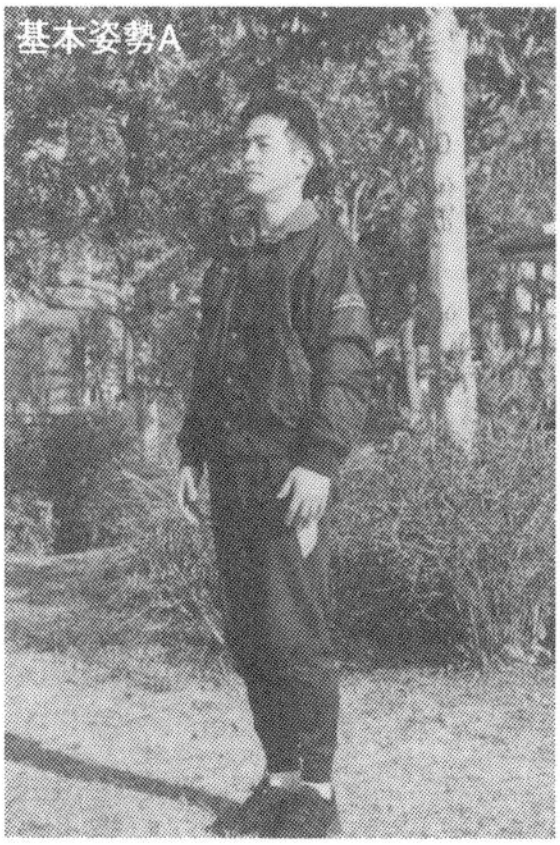
基本姿勢A

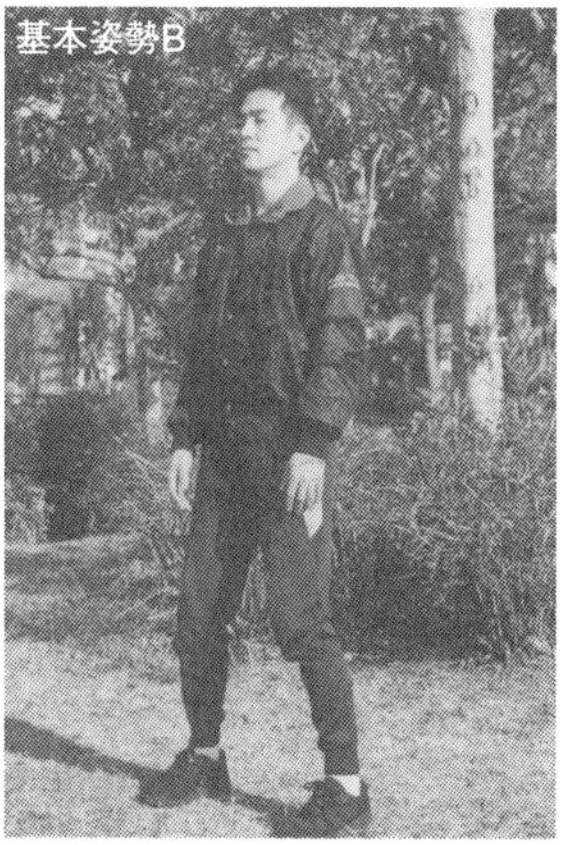
基本姿勢B

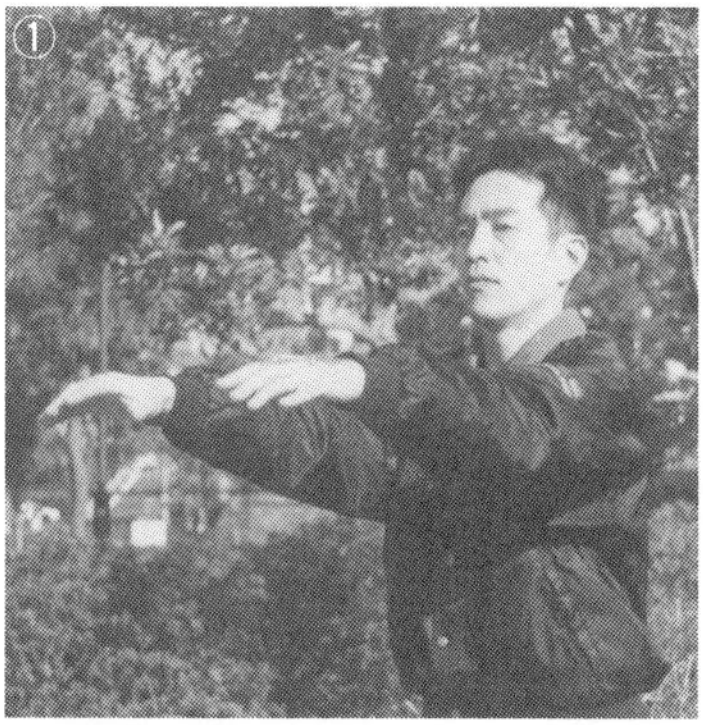
①

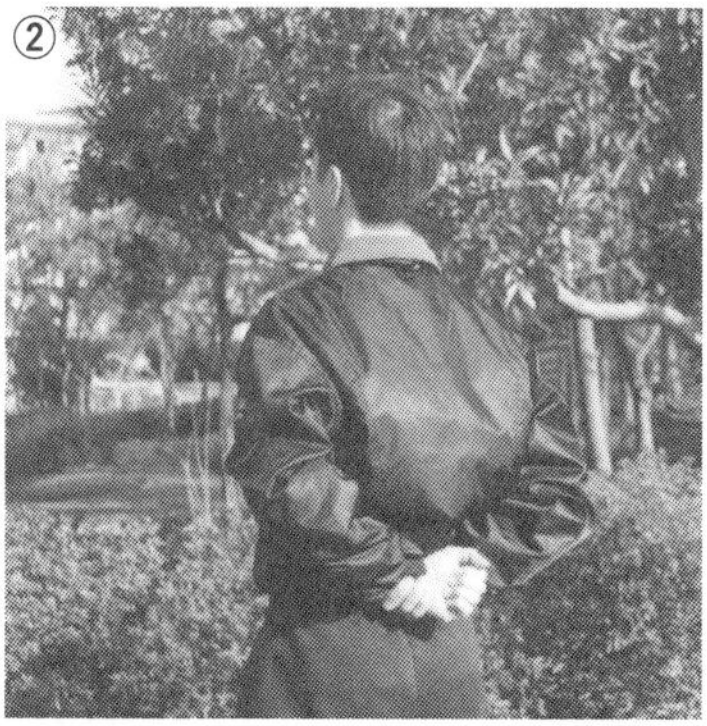
②

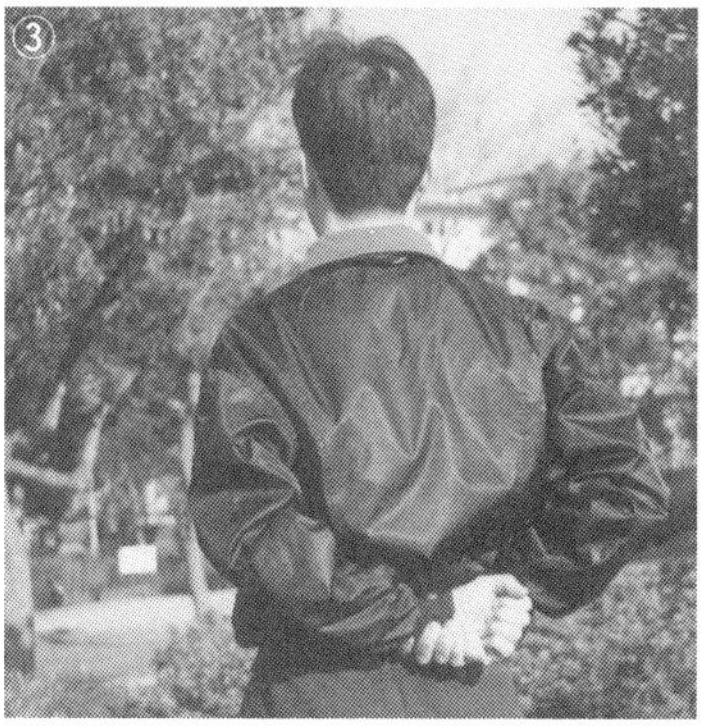
③

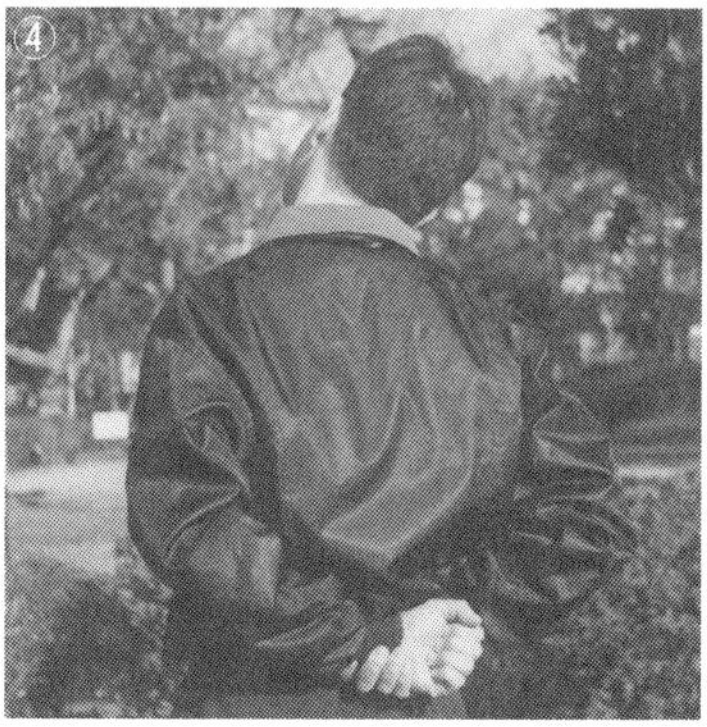
④

三、虹《にじ》の型

首全体と胸及び全身を柔らかくし、氣血の流れをよくします。
両手で雄大な虹を作りながら、楽しい雰囲気をイメージして行います。

- 基本姿勢（写真A）から右足を肩幅に開きます（写真B）。
- 吸いながら、両手を前から上げます。
- 顔の高さまできたら（写真①）、吐きながら両手をゆったりと組み、胸に引き寄せます（写真②）。
- 吸いながら手を返し、前に二回伸ばします（写真③）。
- 吐きながら二回目で左を向きます（写真④）。
- 吸いながら首を一回転させます。そのとき両手は前からゆっくり上がります。ちょうど首が後ろにきたところで真上にします（写真⑤）。
- そこから両手を離し、首は右側に移動していきます。
- 大きな虹を描きます。
- その虹を両手で軽く握り、吐きながら両手を下ろしていきます（写真⑥）。
- 右足を閉じて基本姿勢（写真A）に戻ります。

◆虹の型

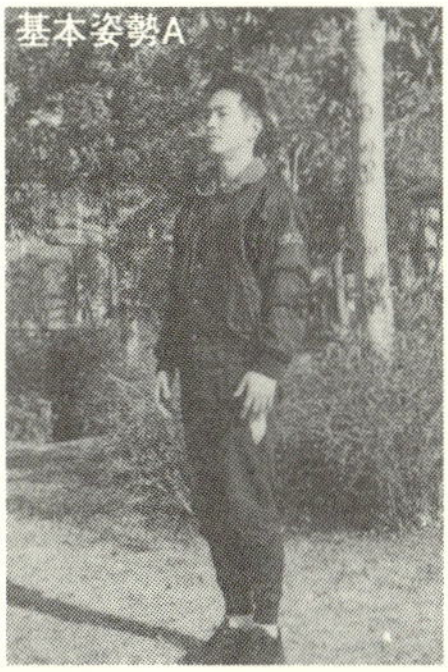
基本姿勢A

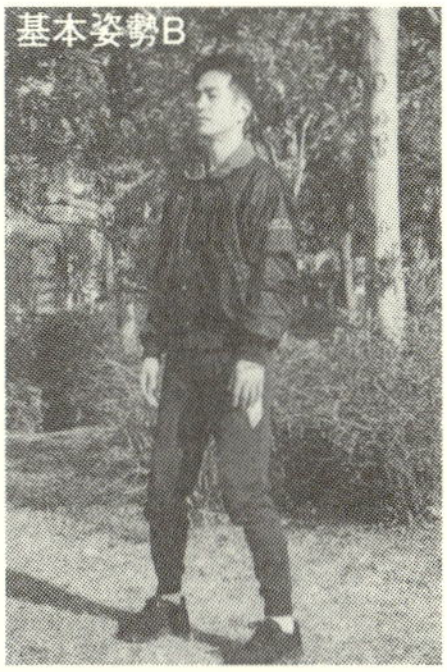
基本姿勢B

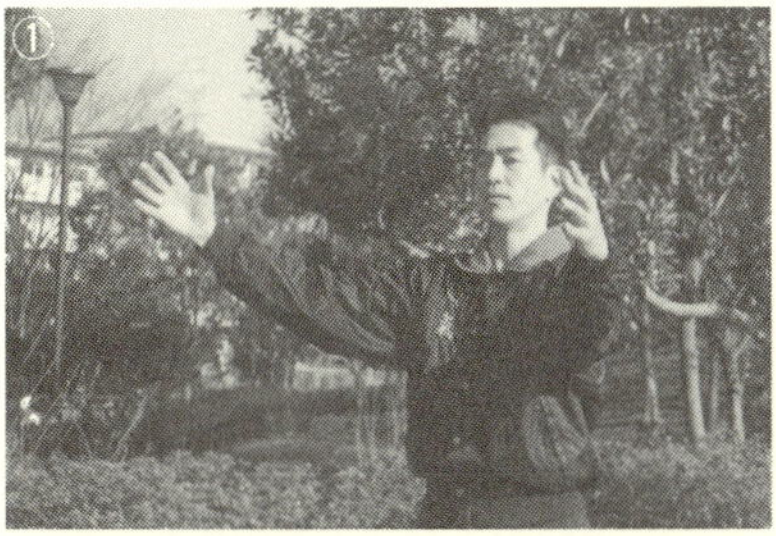
①

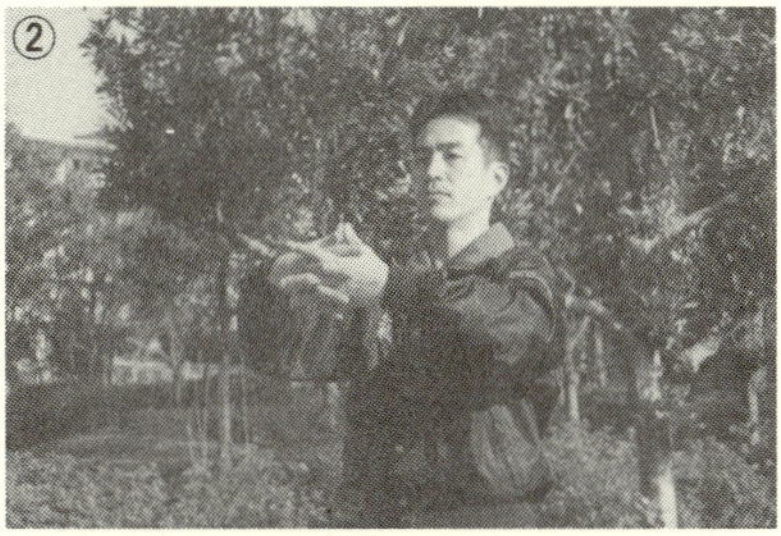
②

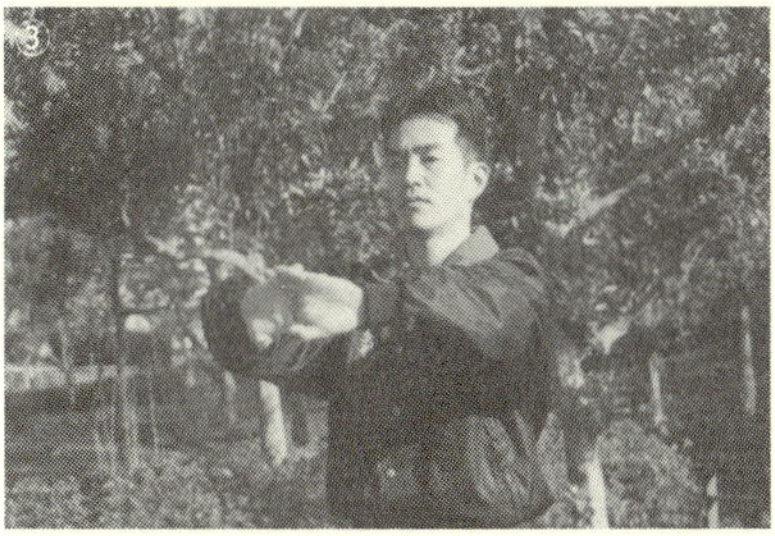
③

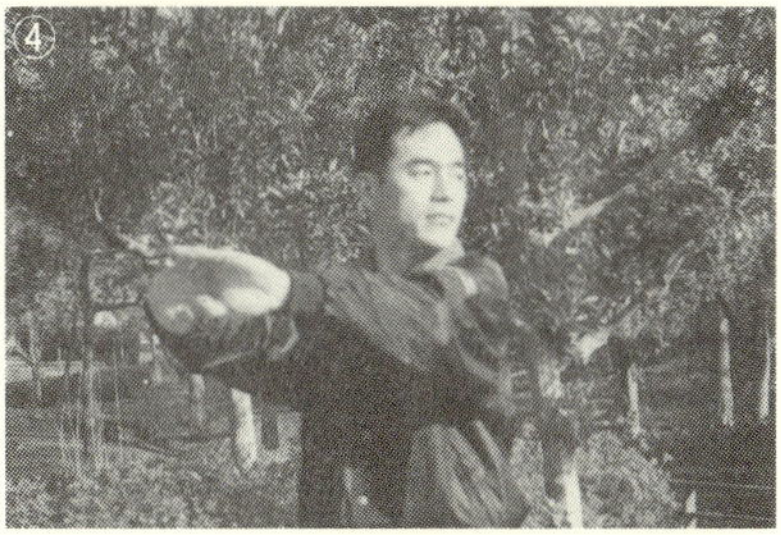
④

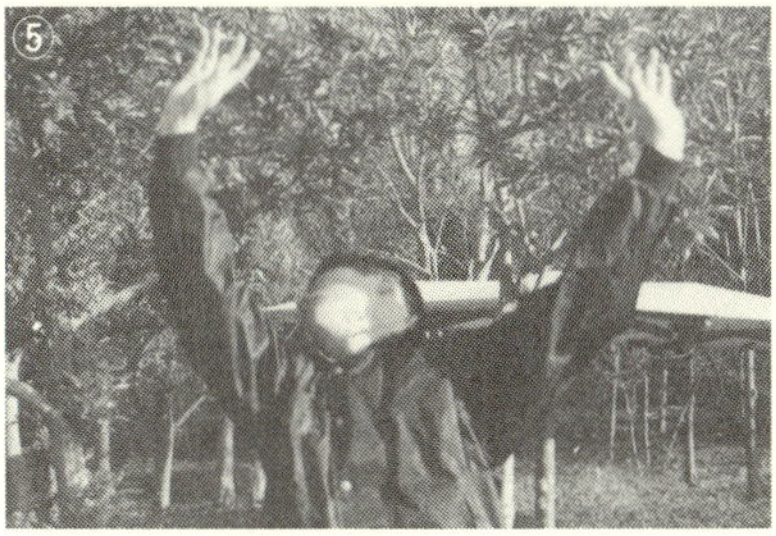
⑤

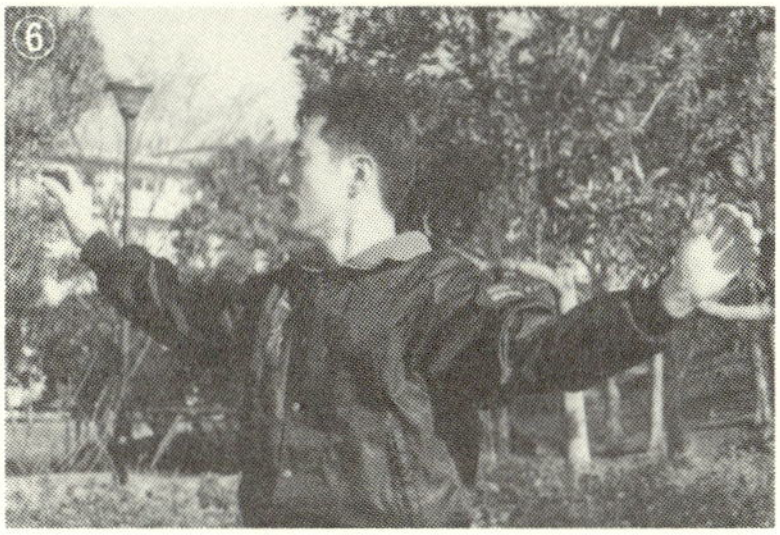
⑥

四．鯉《こい》の型

脇腹と腕及び足を柔らかくし、氣血の流れを良くします。それはちょうど、大海に泳ぐ鯉をイメージして行います。

- 基本姿勢（写真A）から、吸いながら、両手を前から上げます。顔の高さまできたら（写真①）、吐きながら腰を沈め、左足の親指の付け根を中心に右側を向きます。
- 右手は握り腰に当て、左手は手の平を上に向け左上に上げたまま（写真②）、吸いながら右足を大きく前に踏み出して前屈位の姿勢で立ち、吐きながら右手を伸ばします（写真③）。
- 吸いながら少し戻し、さらに吐きながら伸ばします。
- 吸いながら左手で右手の手首をつかみ（写真④）、かかとを中心にして大きく旋回し、今度は大きく左側に移動します（写真⑤）。
- 手首を持ったまま、吐きながら前に伸ばします。
- 吸いながら少し戻し、さらに吐きながら伸ばします。
- 吸いながら両手を大きく開いて元の位置に戻ります。
- 基本姿勢（写真A）に戻ります。

◆鯉の型

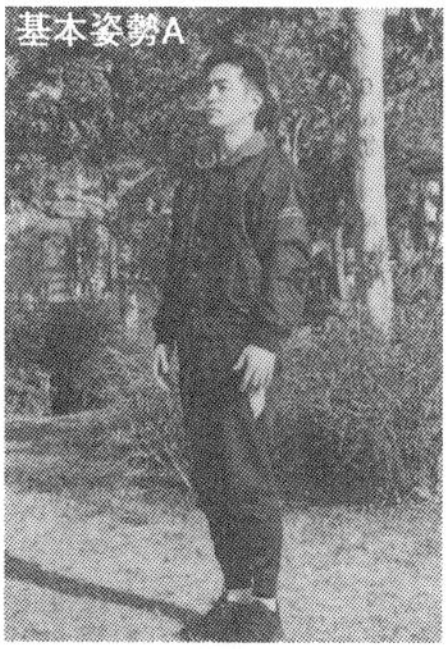

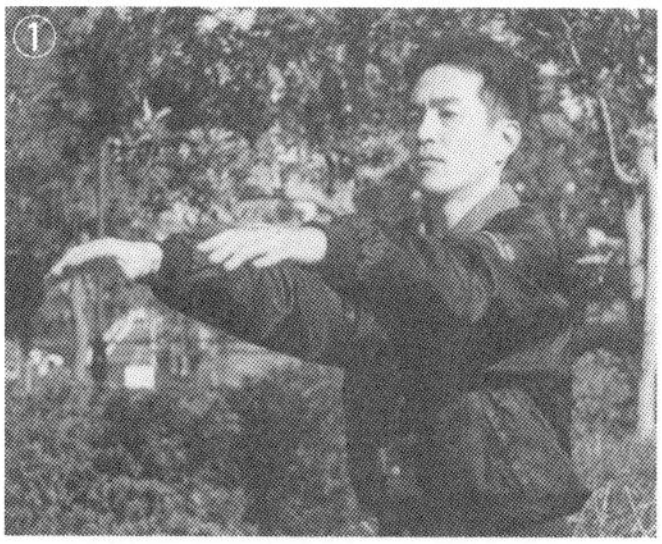

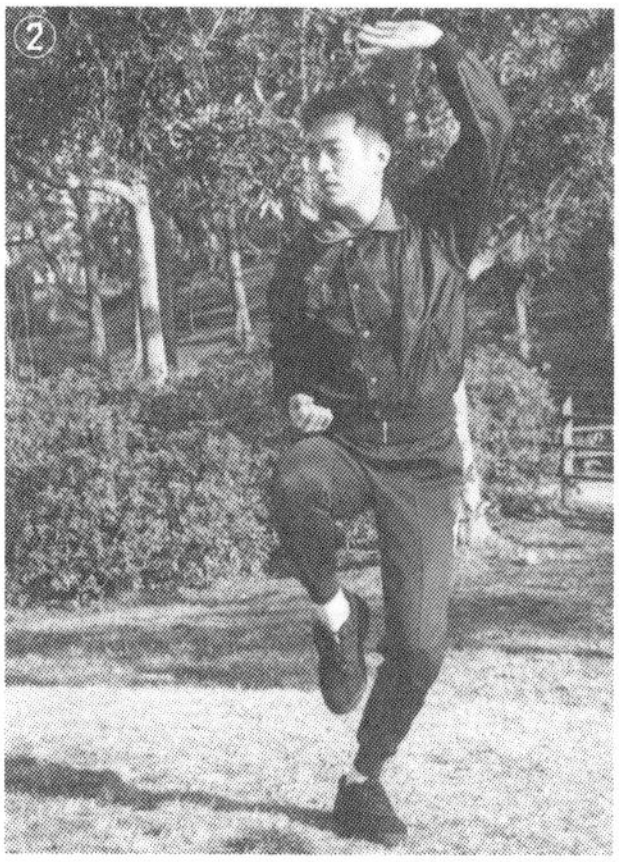

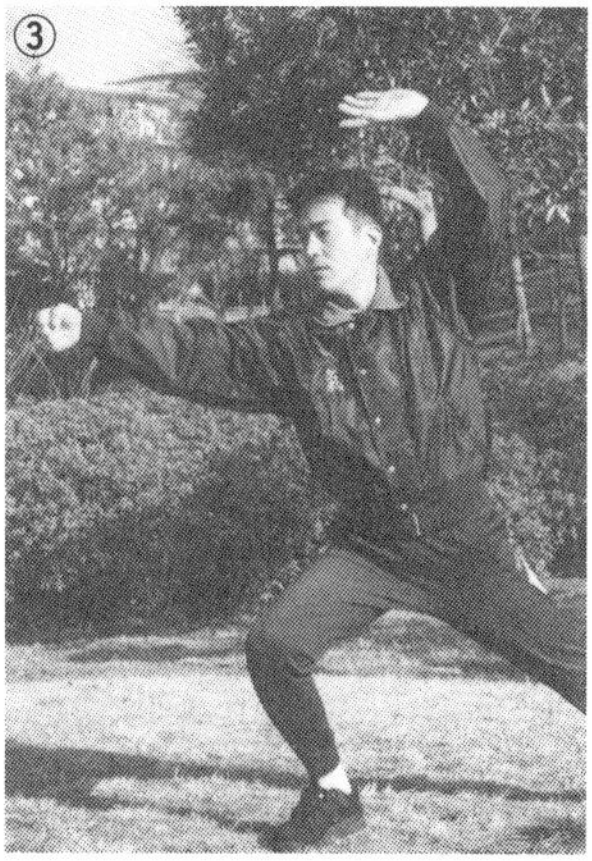

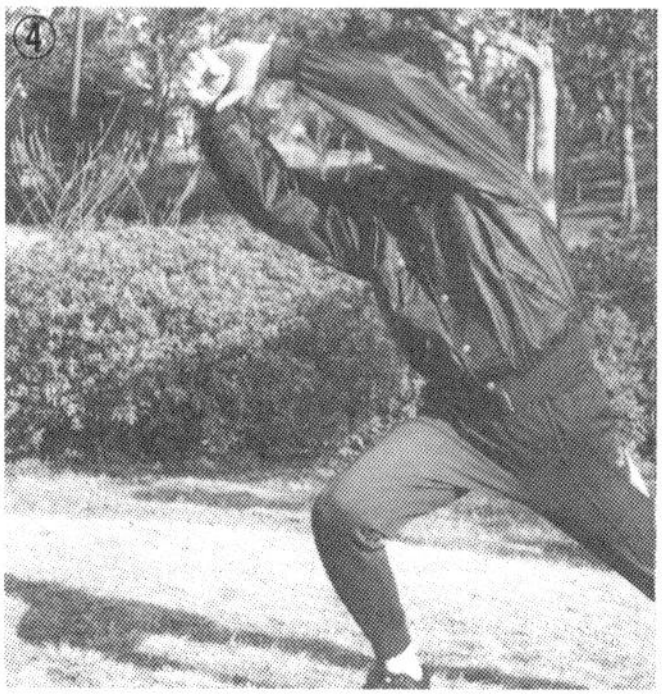

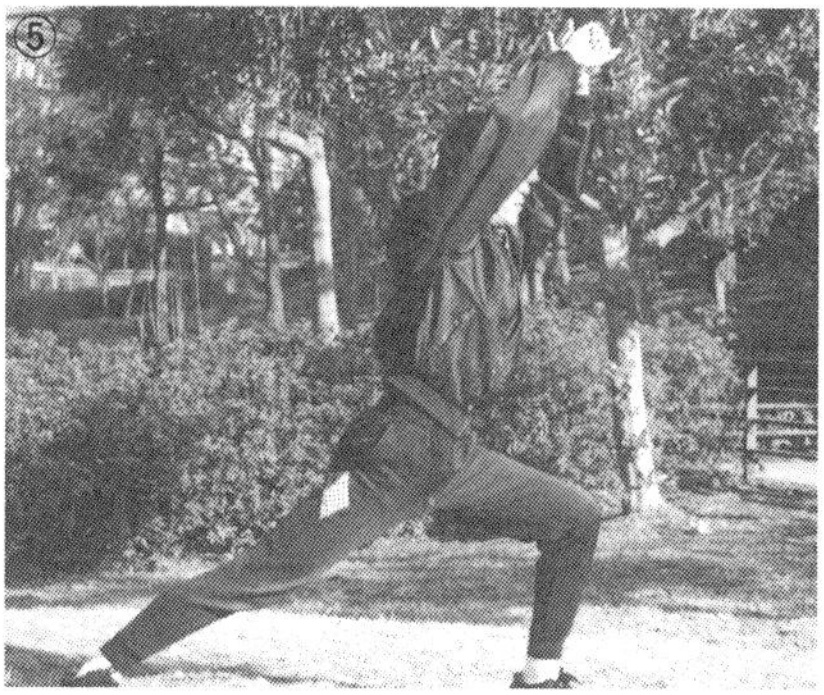

五. 月見《つきみ》の型

腰と上体を柔らかくし、腰と上体の氣血の流れをよくします。腰をねじって後ろにある月を仰ぐようなイメージで行います。

● 基本姿勢（写真A）から右足を肩幅に開きます（写真B）。
● 吸いながら、両手を前から上げます。
● 顔の高さまできたら（写真①）、吐きながら右側へゆっくりターンしながら、腰の後ろに右手の甲を当て、左手の平を顔の前に置きます（写真②）。
● そして真後ろまで持っていきます（写真③）。
● その形のまま今度は吸いながらゆっくり戻ります（写真④）。
● さらに吐きながらもう一回ターンして、後ろにある月を見ます（写真③）。
● 吸いながらゆっくりと戻り、両手を前に戻し（写真①）、吐きながら下ろします。右足を閉じて基本姿勢（写真A）に戻ります。

◆月見の型

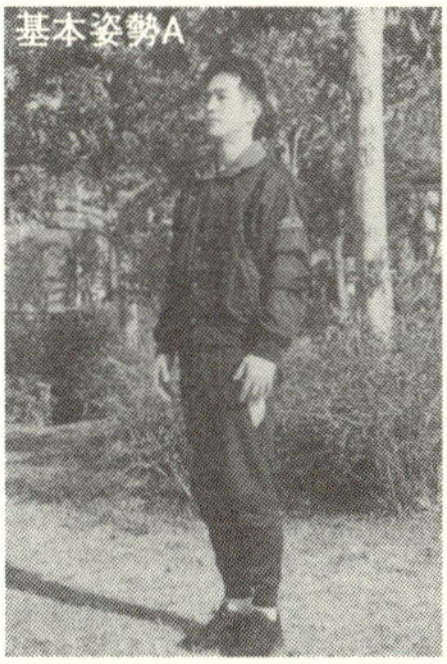
基本姿勢A

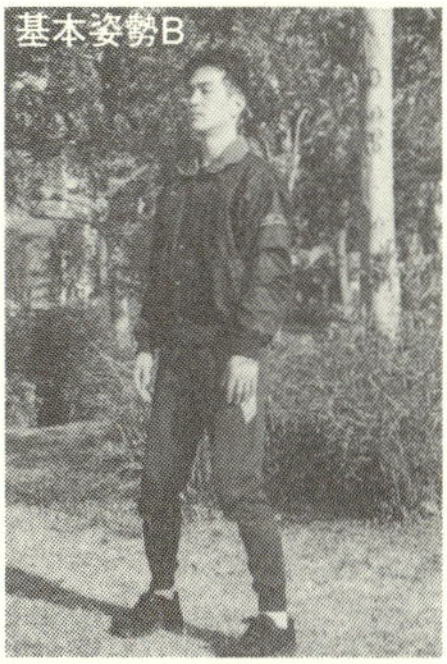
基本姿勢B

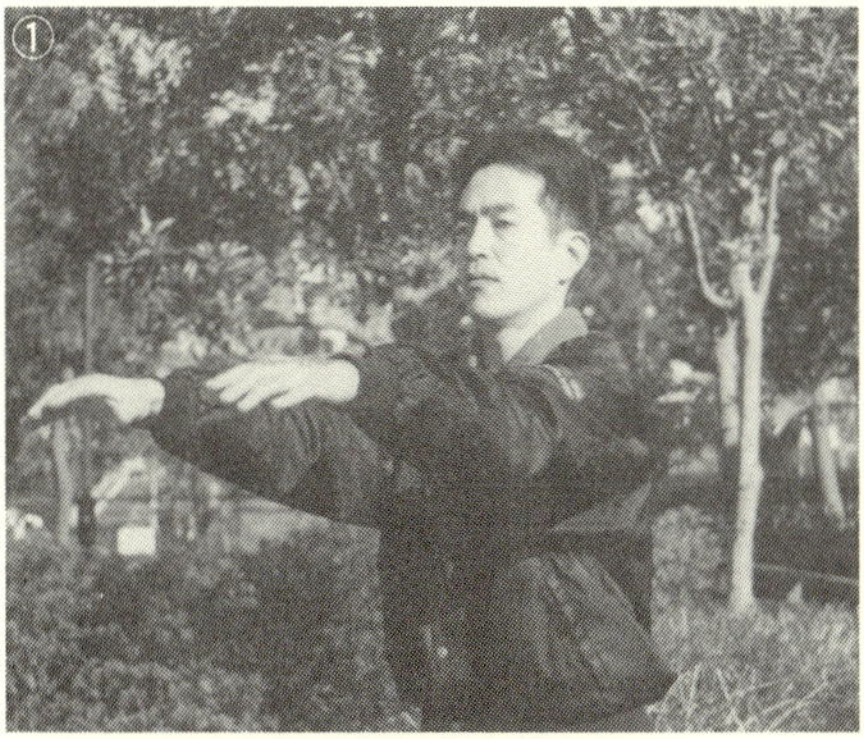
①

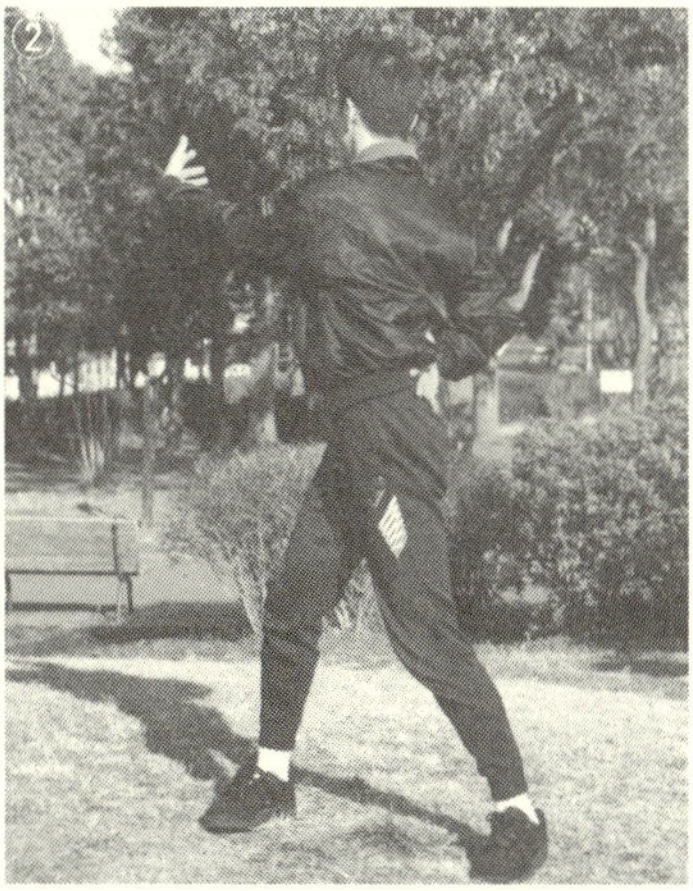
②

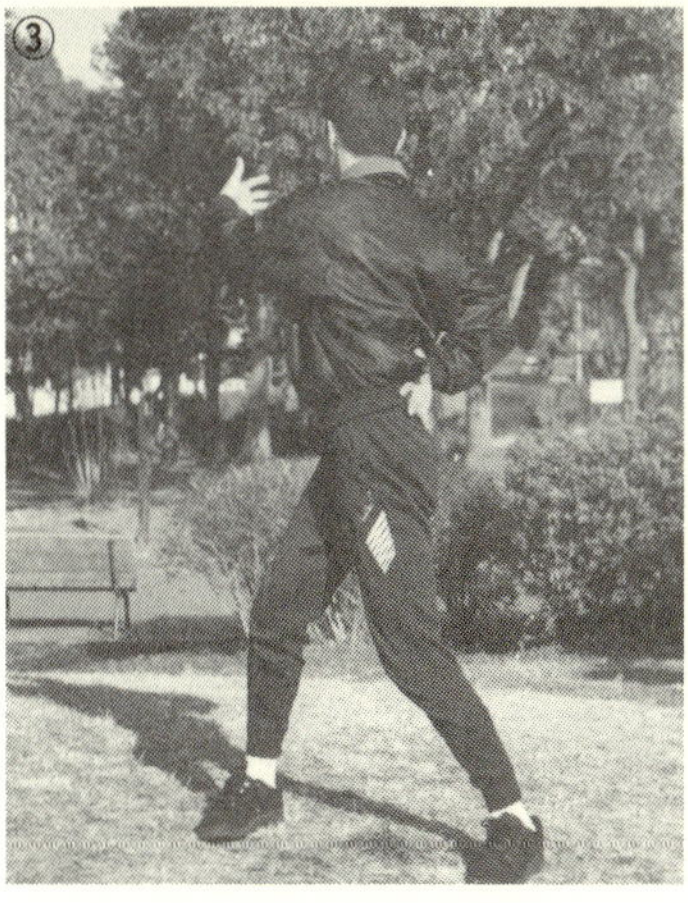
③

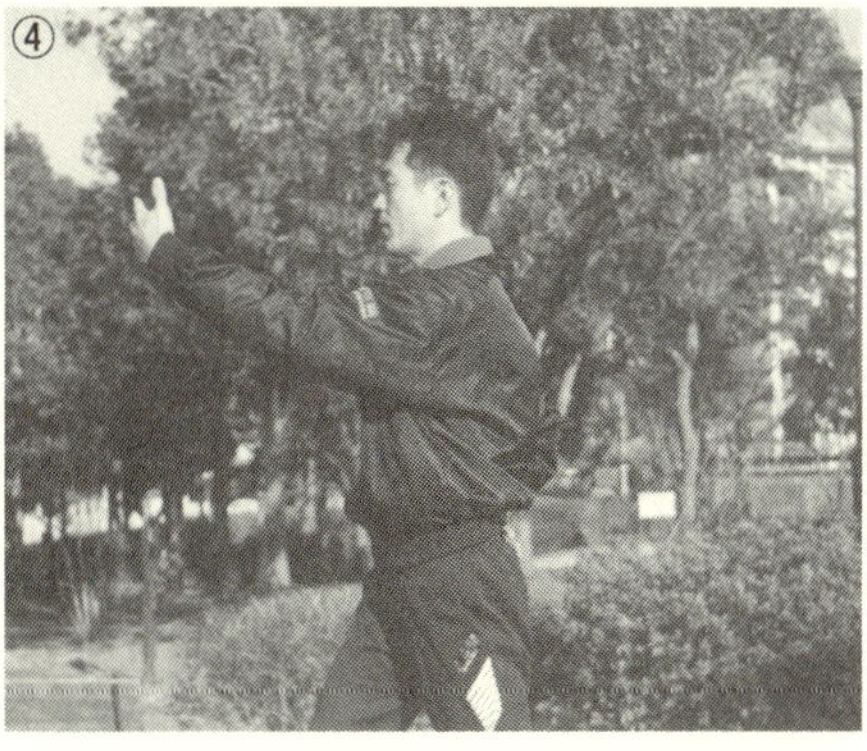
④

六．果老《かろう》の型

腰関節と足の氣血の流れを良くし、柔らかくします。
馬に乗って、長い道のりを旅しているイメージを持ちます。

- 基本姿勢（写真A）から右足を肩幅に開きます（写真B）。
- 吸いながら、両手を前から上げます。顔の高さまできたら（写真①）、吐きながらゆっくりとしゃがみ、ひざを抱えるようにマッサージします（写真②）。
- 吸いながらゆっくりと立ち上がり、両手は足の後ろを伝って腰の後ろに当て、マッサージします。
- 吐きながらそのまま上体を前に深く倒します（写真③）。
- 吸いながら戻り、吐きながら今度は後ろへ倒します（写真④）。
- 吸いながら元に戻り両手を上げ、吐きながら下ろします。
- 右足を閉じて基本姿勢（写真A）に戻ります。

◆果老の型

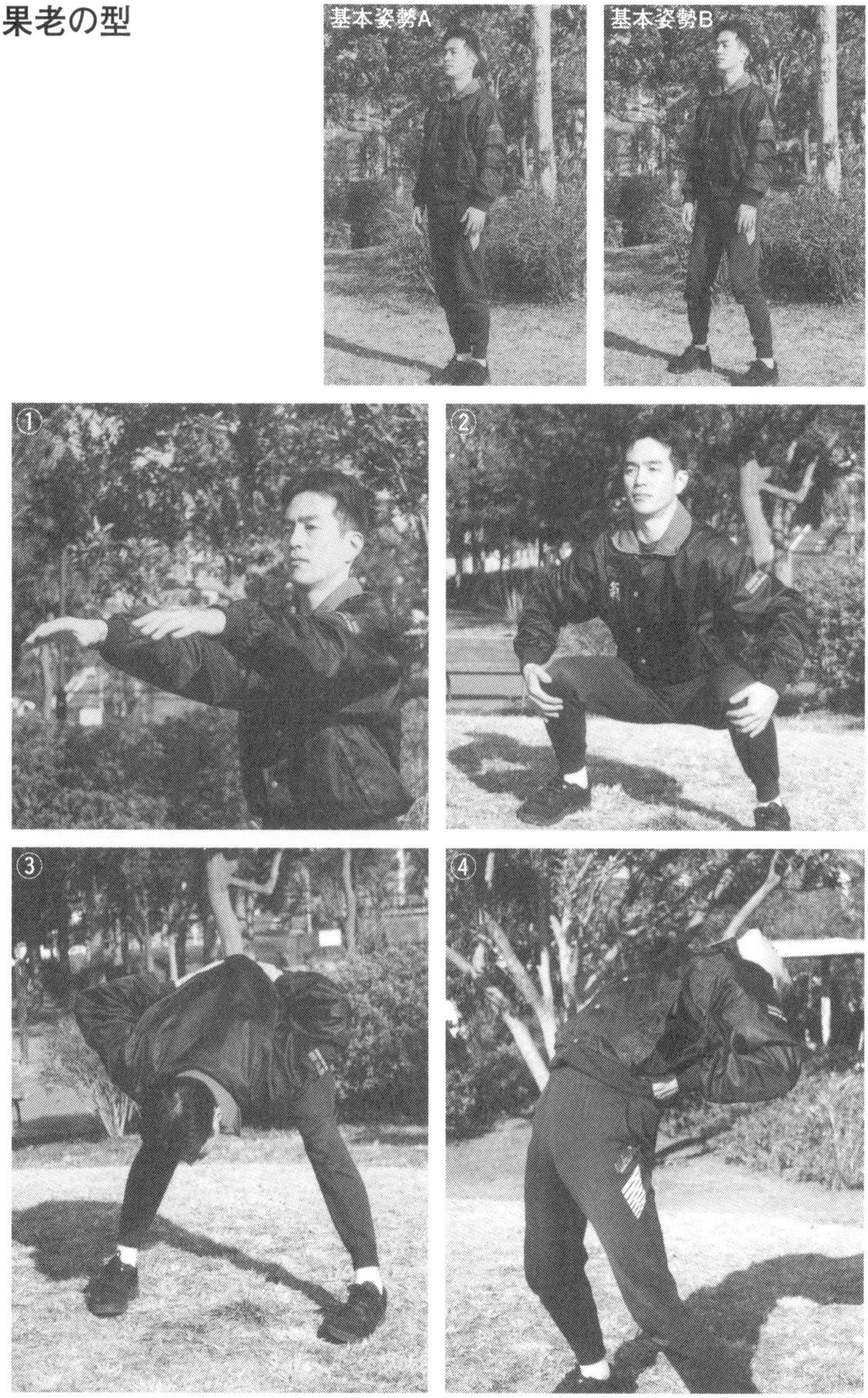

七．鷹《たか》の型

腰関節を全体と胸及び足を柔らかく、氣血の流れを良くします。
鷹が大空でゆっくり旋回しながら雄大に飛んでいるイメージで行います。

● 基本姿勢（写真A）から右足を肩幅に開きます（写真B）。
● 吸いながら、両手を斜め前から上げます。
● 顔の高さまできたら（写真①）、吐きながら少し下ろします。
● さらに吸いながらゆっくりと左へターンして（写真②）、吐きながら右手を左足へ倒します。このとき、左手は手の甲を腰に当てます（写真③）。
● 吸いながら腰を中心に大きく左から旋回します。後ろで大きく両手を広げ（写真④）、吐きながら今度は左手を右足側に倒します。このとき、右手の甲は腰に当てます。
● そのまま左手で右足首を軽くたたき（写真⑤）、吸いながら今度は逆に旋回します。
● 元に戻り、吐きながら両手を下ろします。
● 右足を閉じて基本姿勢（写真A）に戻ります。

◆鷹の型

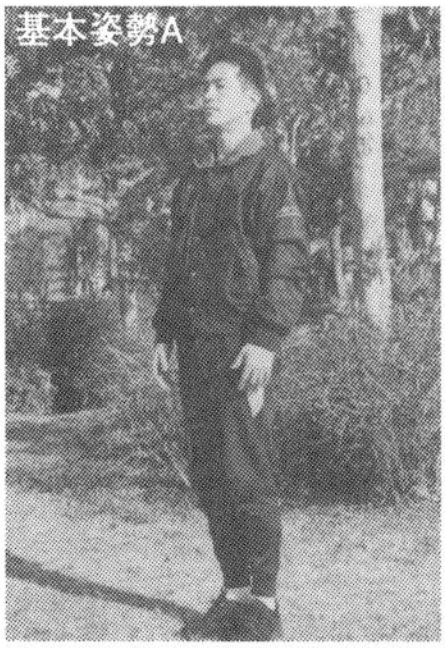

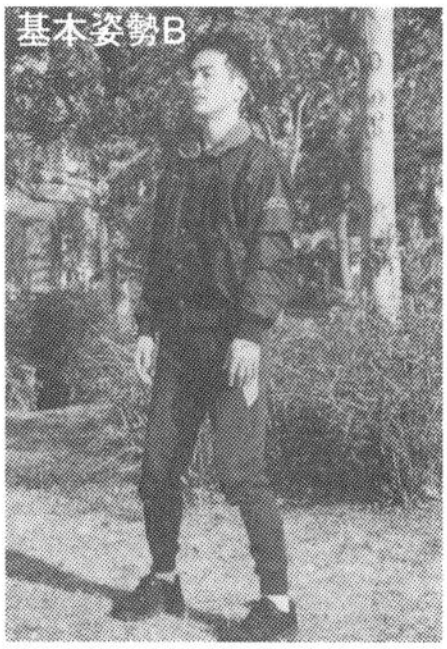

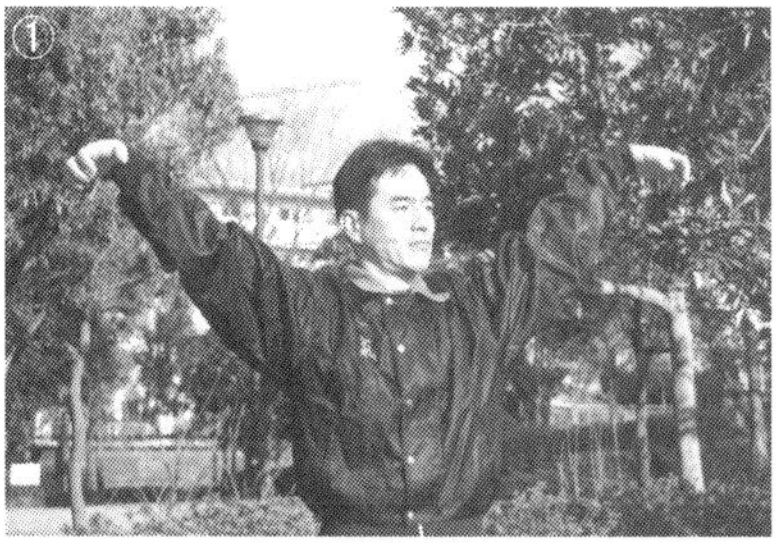

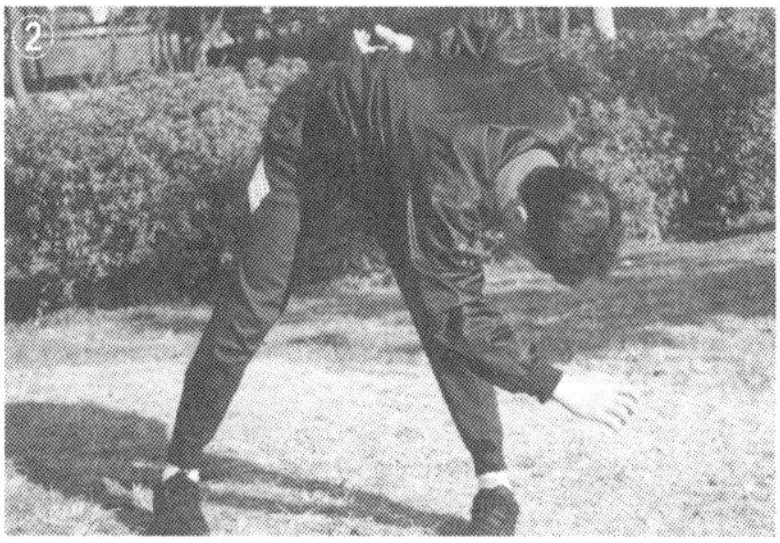

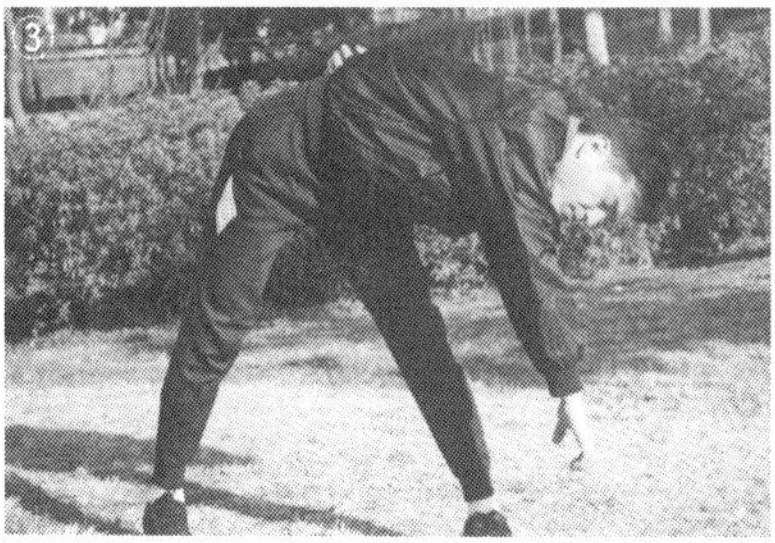

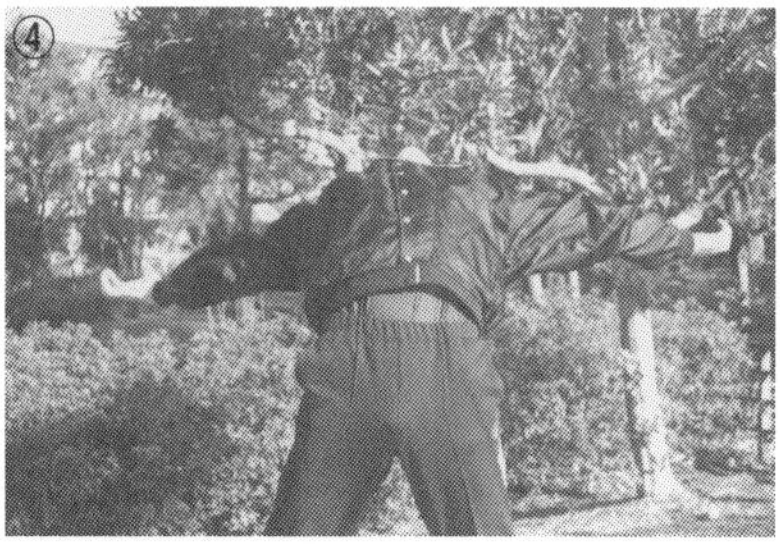

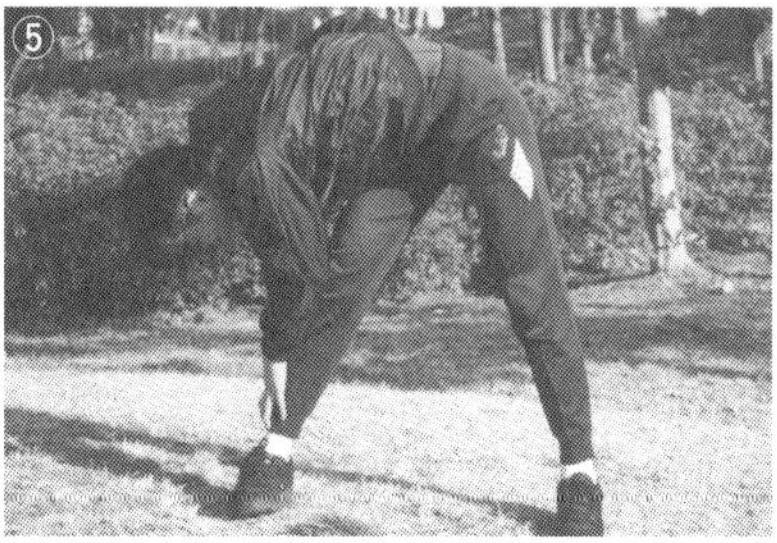

八．仙女《せんじょ》の型

大腿、ひざ、アキレス腱等の氣血の流れを良くし、柔らかくします。

- 基本姿勢（写真A）から右足を肩幅に開きます（写真B）。
- 吸いながら、両手を横から上げます。五本の指は軽く付けます（写真①）。
- 吐きながら少し下ろします。
- 吸いながら右足はかかとを中心に、左足は親指の付け根を中心に右へ百八十度ターンします（写真②）。
- 右手は腰をマッサージしながら、左手は少し離して丹田に置きます（写真③）。
- 吐きながらゆっくりとしゃがみます。足の形は左足のひざが右足のくるぶしに触れるようにします。また、左手は右ひざをマッサージします（写真④）。
- 吸いながらゆっくりと立ち上がり、前の姿勢に戻ります（写真③）。
- 吐きながらさらにしゃがんで同じ姿勢を取ります（写真④）。
- 吸いながら五本の指をつけて両手を大きく広げ（写真⑤）、元の姿勢に戻ります。
- 右足を閉じて基本姿勢（写真A）に戻ります。

◆仙女の型

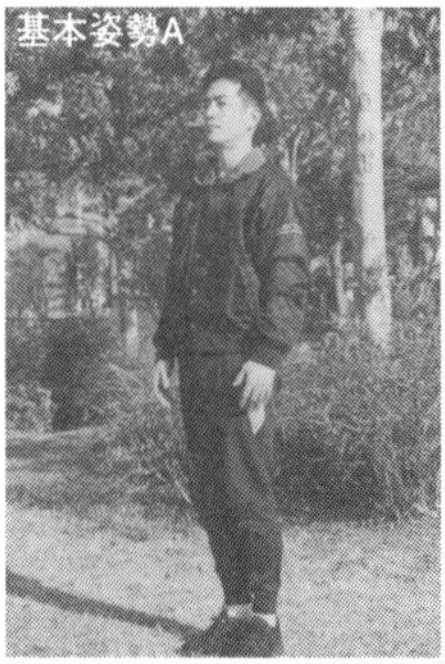
基本姿勢A

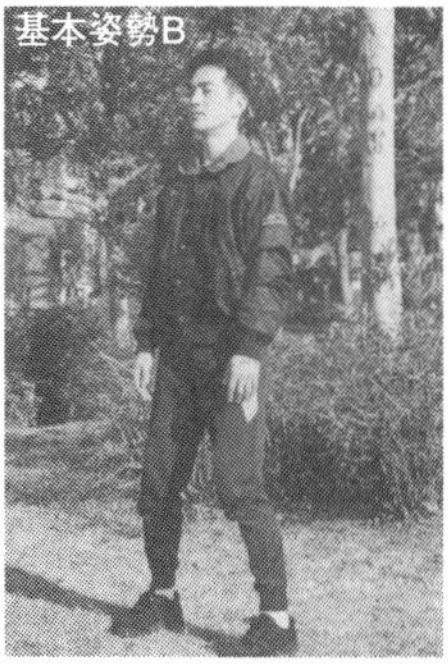
基本姿勢B

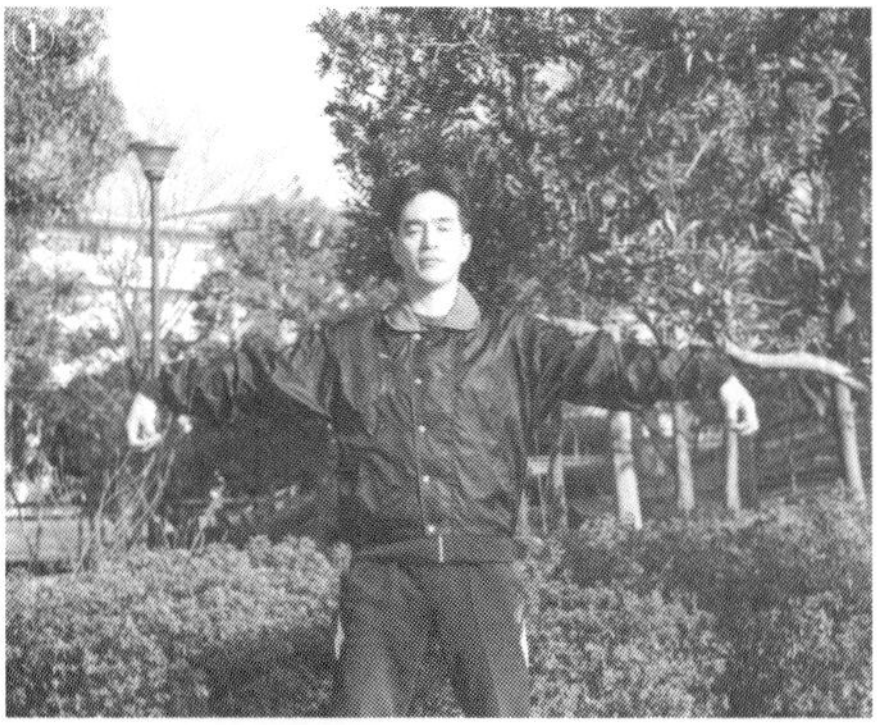
①

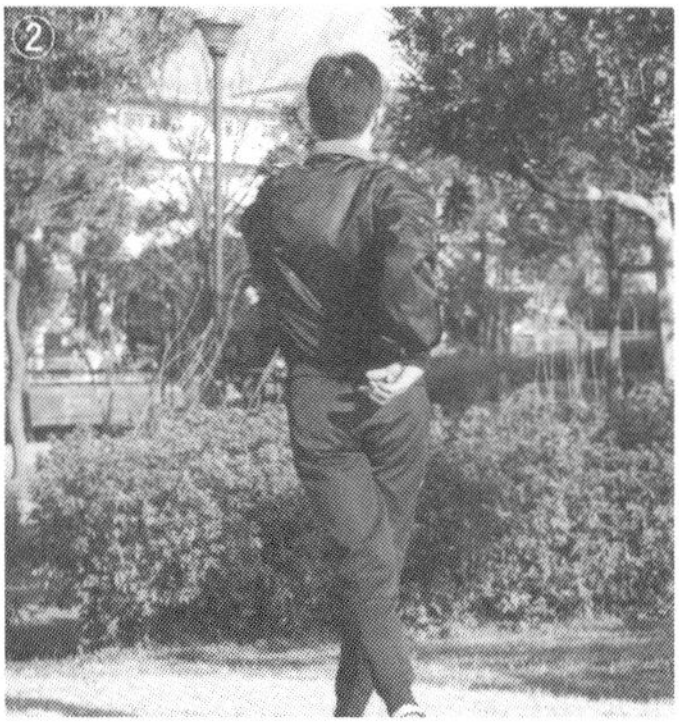
②

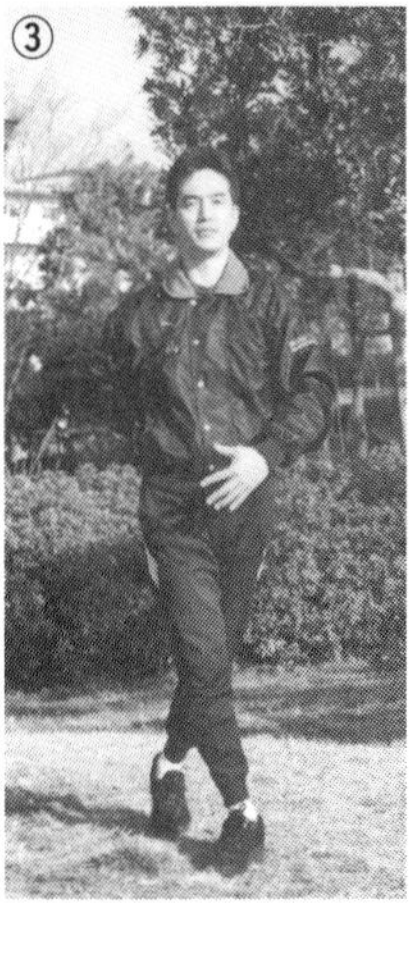
③

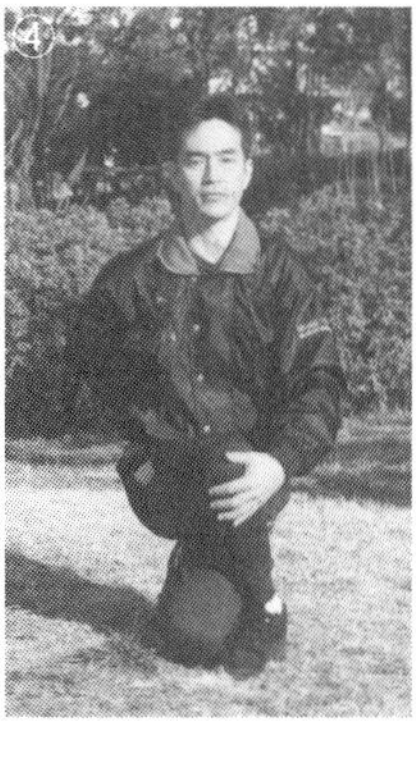
④

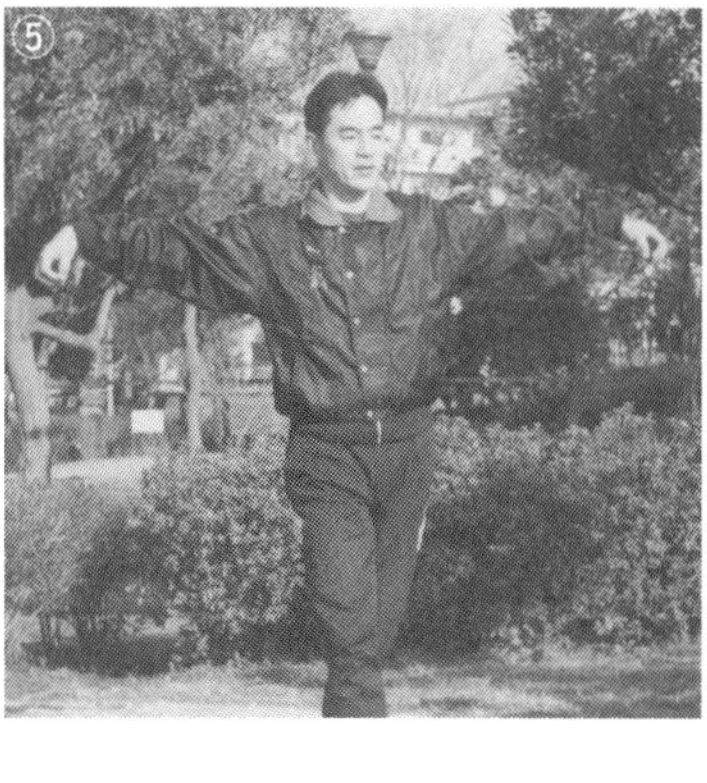
⑤

九、龍《りゅう》の型

手足全体の氣血の流れを良くし、柔らかくします。

自分自身が龍になったつもりで、大空を自由自在に飛んでいるイメージで行います。

- 基本姿勢（写真A）から、吸いながら、両手をひじをしぼるように前に出し（写真①）、吐きながら手の甲を上に向けていきます（写真②）。
- 吸いながら右足をゆっくりと上げ、両手はひざを抱えるようにします（写真③）。
- 次に、吐きながらゆっくりその足を伸ばし（写真④）、吸いながら引き寄せ、吐きながら足を下ろし、両手は同様に前に出しながらゆっくりと下ろし、基本姿勢（写真A）に戻ります。

◆龍の型

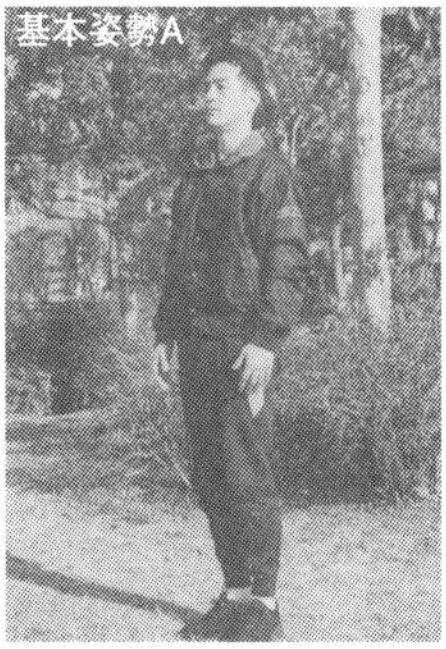

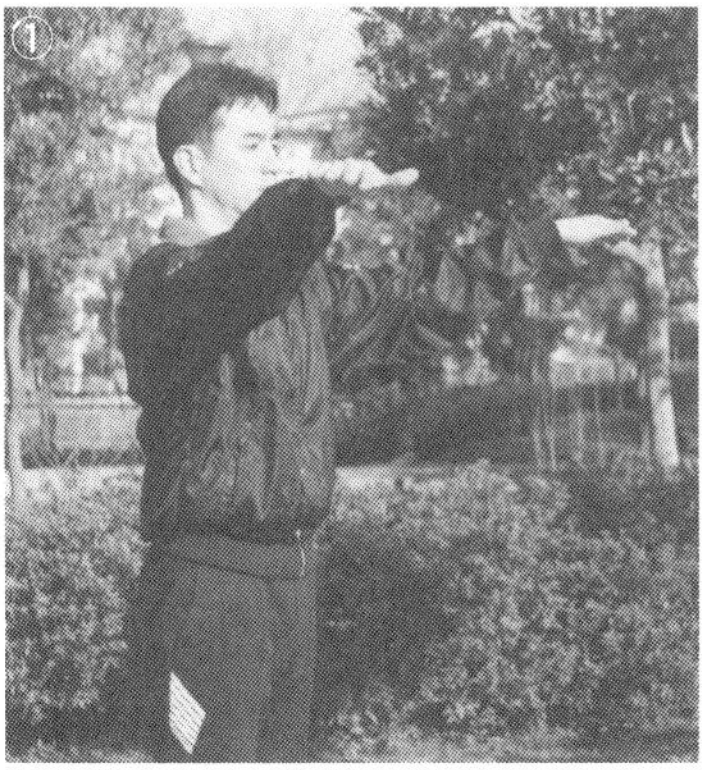

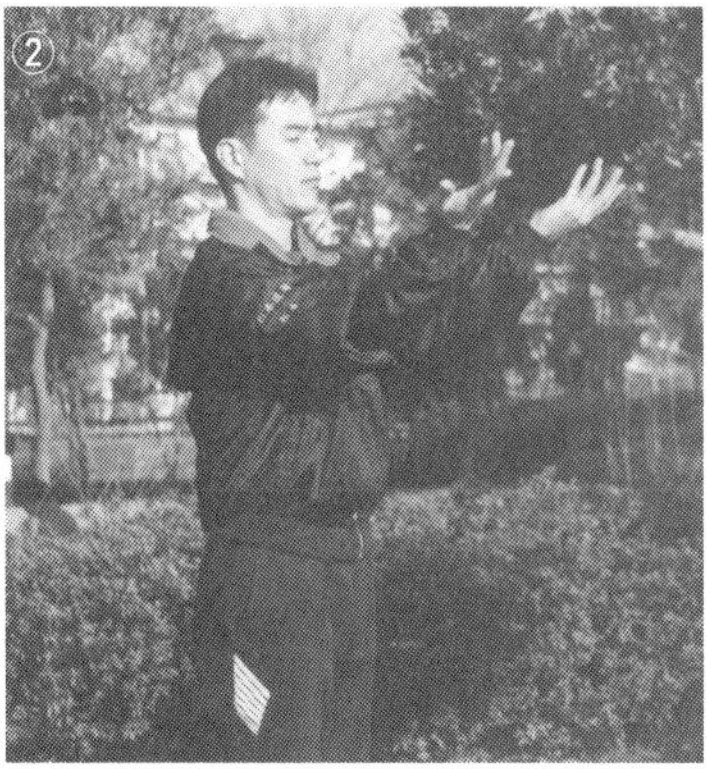

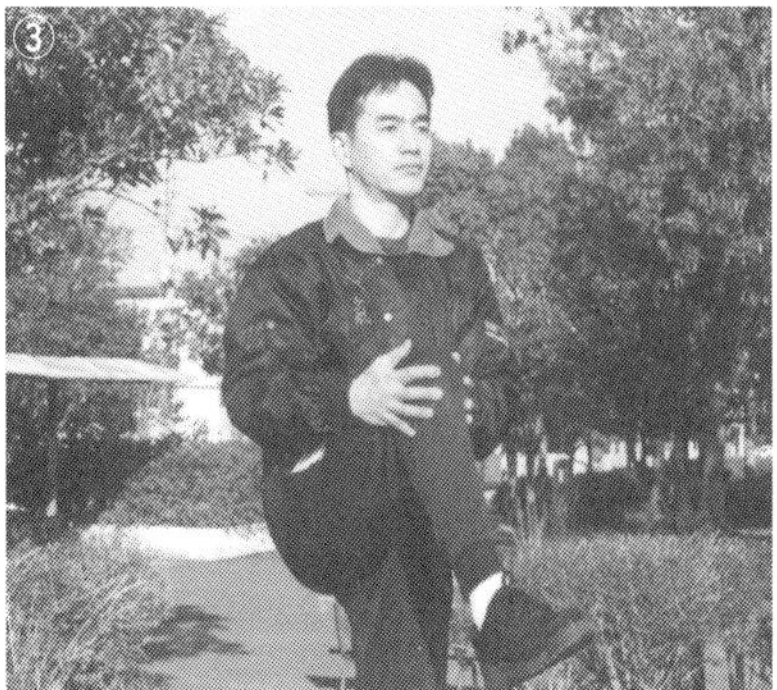

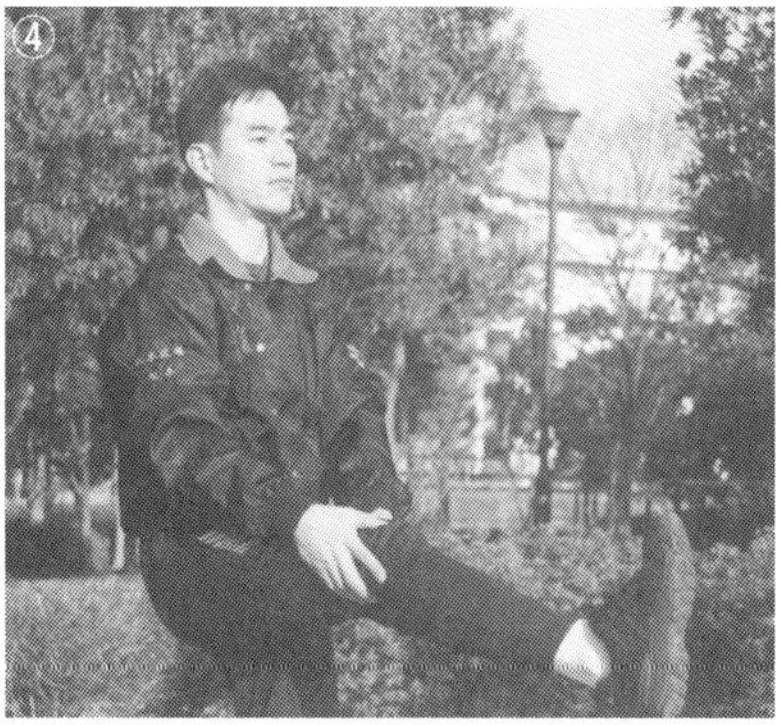

十. 鶏《にわとり》の型

手足全体を柔らかくし、氣血の流れを良くします。
朝、鶏が鳴くさまをイメージして行います。

- 基本姿勢（写真A）から、吸いながら右足を前に出しつつ（写真①）、両手を横から広げていきます（写真②）。
- 右足に重心を乗せ、両手は前に伸ばします。手の平は内側を向けます（写真③）。
- 吐きながらゆっくりと戻ります。
- 吸いながら、右足を前に出しつつ（写真④）、両手を大きく開き、胸を広げます（写真⑤）。
吐きながらゆっくりと基本姿勢（写真A）に戻ります。

◆鶏の型

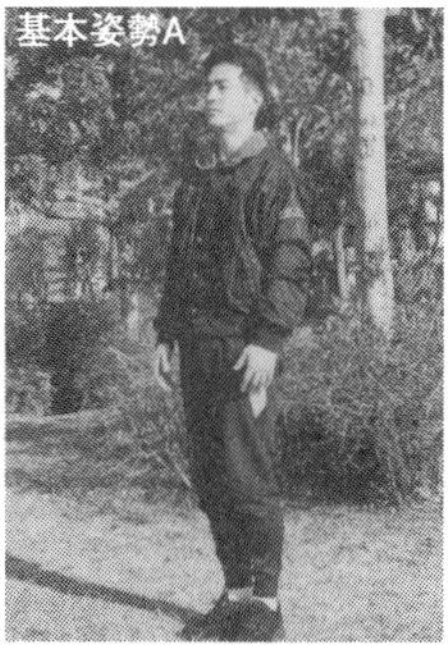
基本姿勢A

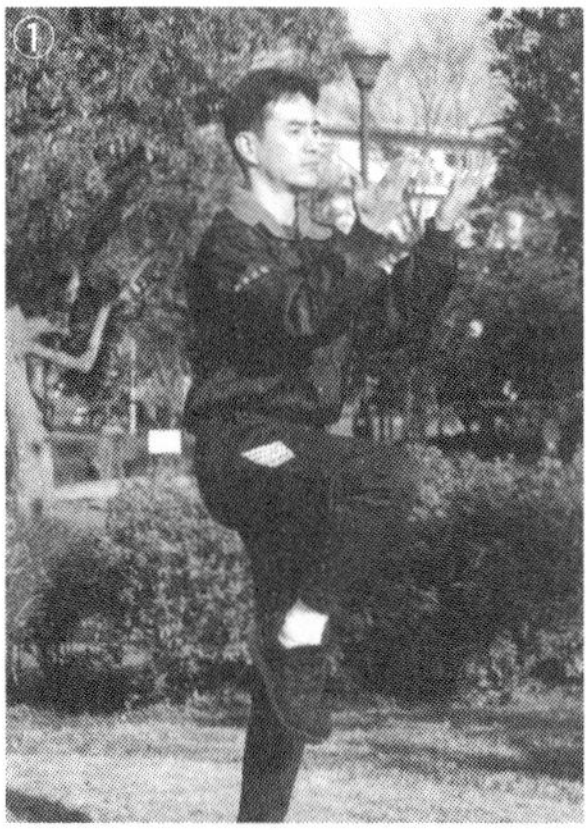
①

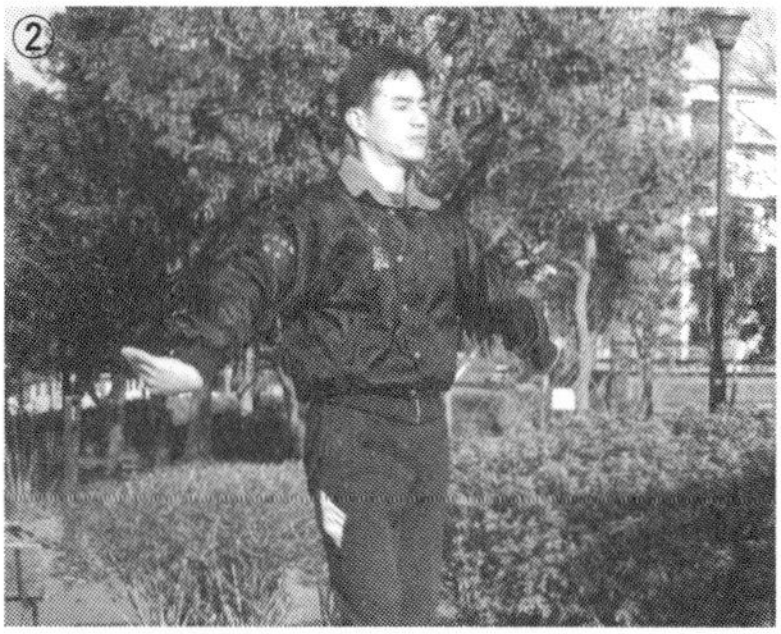
②

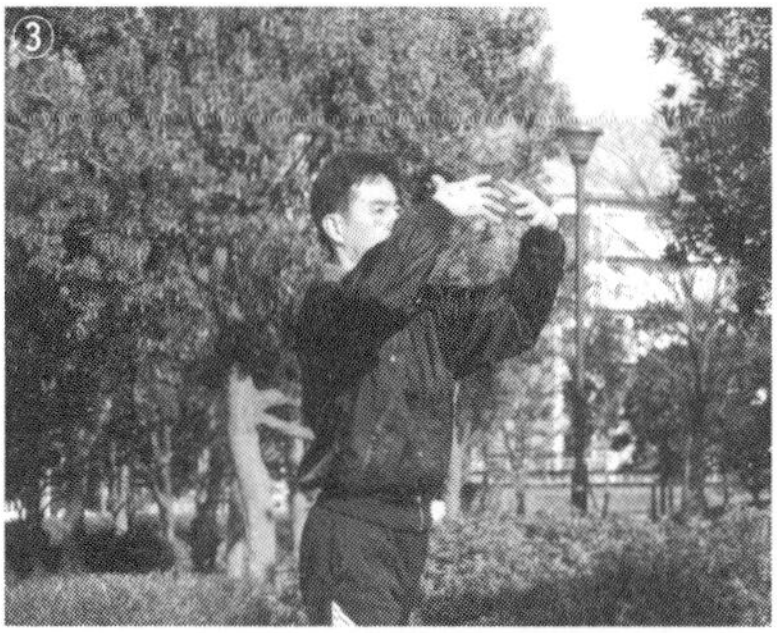
③

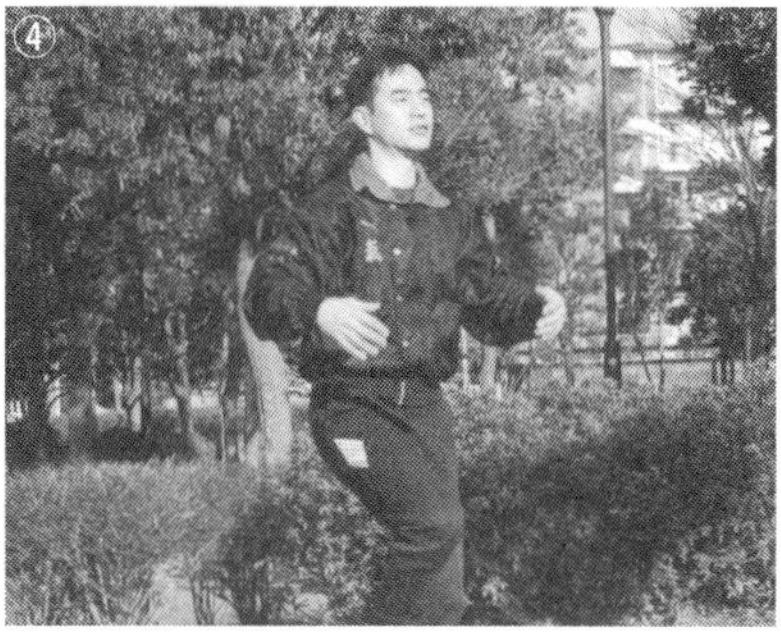
④

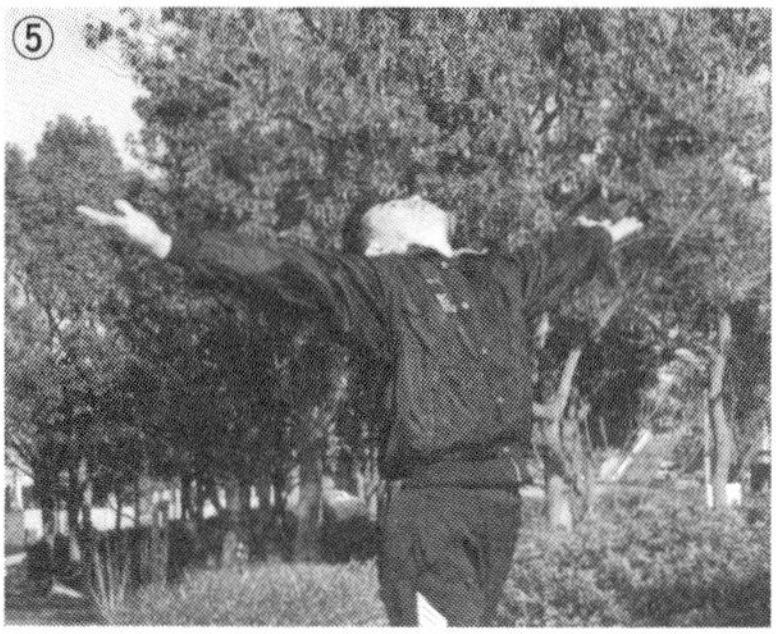
⑤

十一．弓《ゆみ》の型

自分が弓の名手になったつもりで行います。

腰と胸及び足全体の氣血の流れを良くし、柔らかくします。

- 基本姿勢（写真A）から、吸いながら左側に両手を伸ばし、吐きながら弓を構えます（写真①）。
- 吸いながら、重心を右足に移しながら腰を落とし、左足を右足の横に大きく移動します（写真②）。
- 右手は脇を開きながら、弓を引くように腰をねじり、胸を開きます（写真③）。
- 顔は引きながら右を向きます。その状態のままゆっくり吐きます。
- 吸いながら顔を左に移し、吐きながら矢を放ちます（写真④）。
- 吸いながら左足を元に戻して、吐きながら両手を大きく横から下ろし、基本姿勢（写真A）に戻ります。

◆弓の型

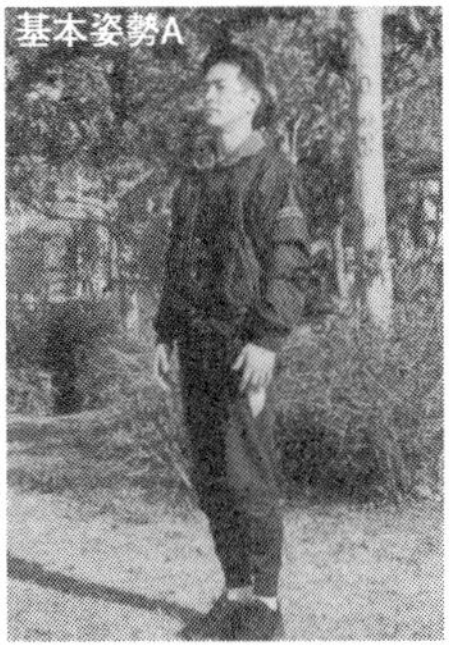
基本姿勢A

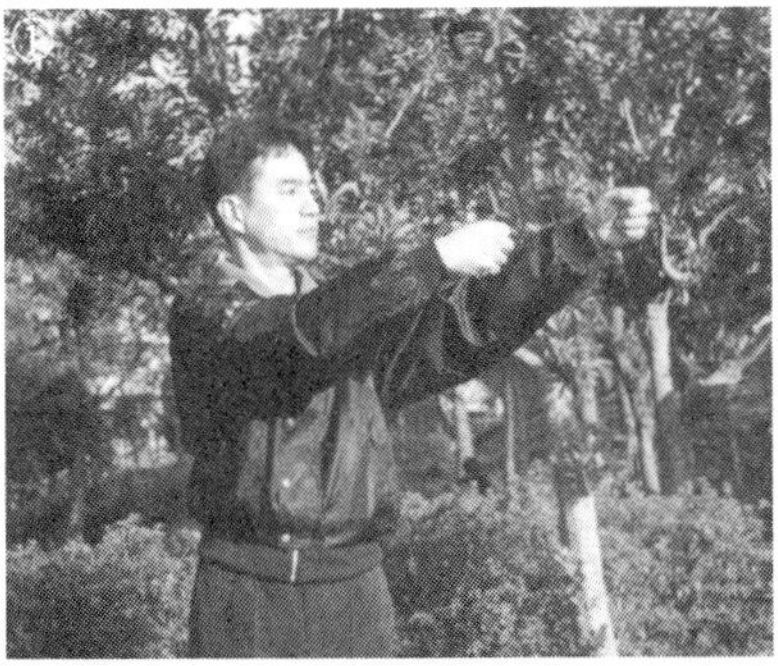
①

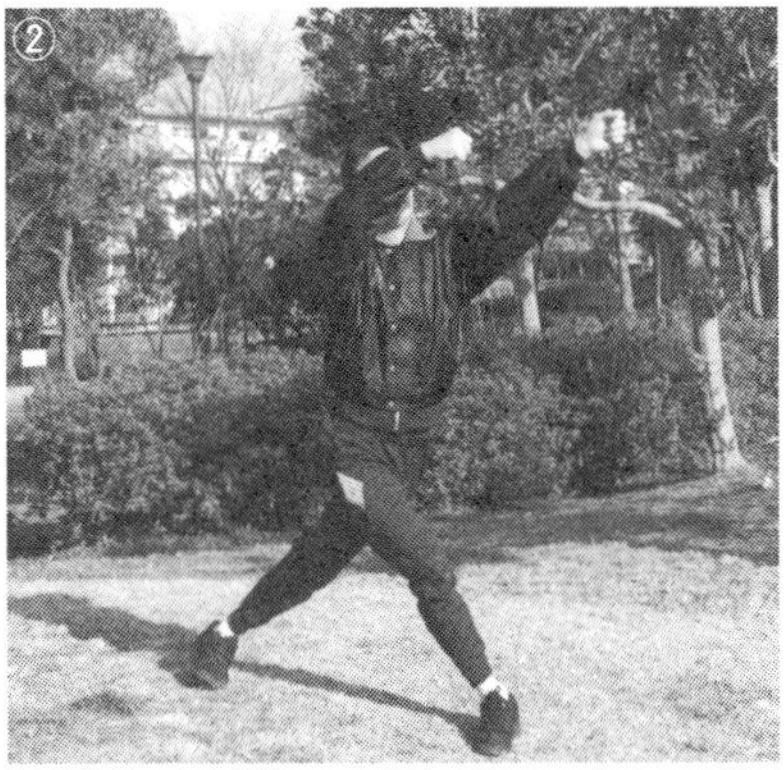
②

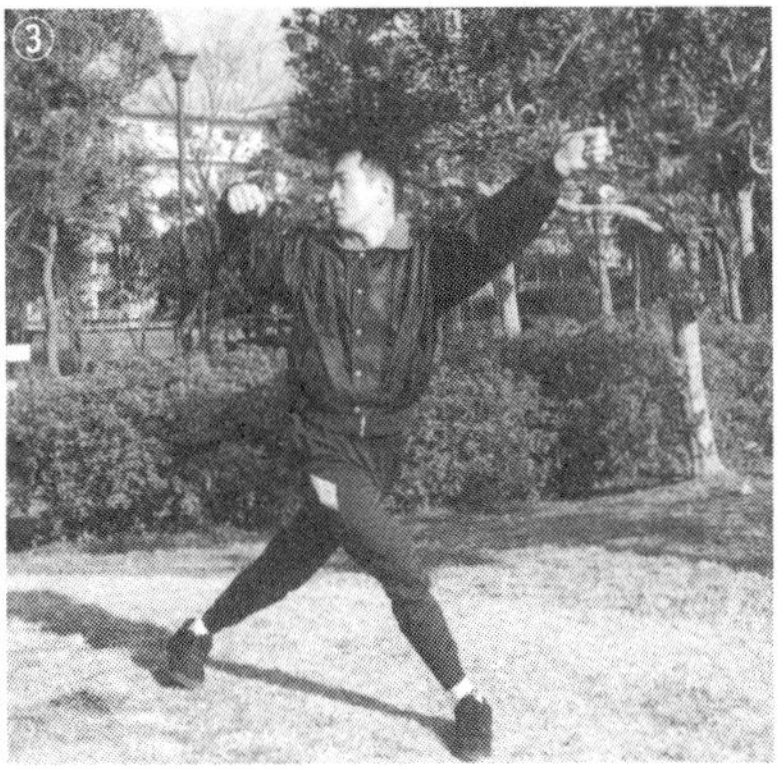
③

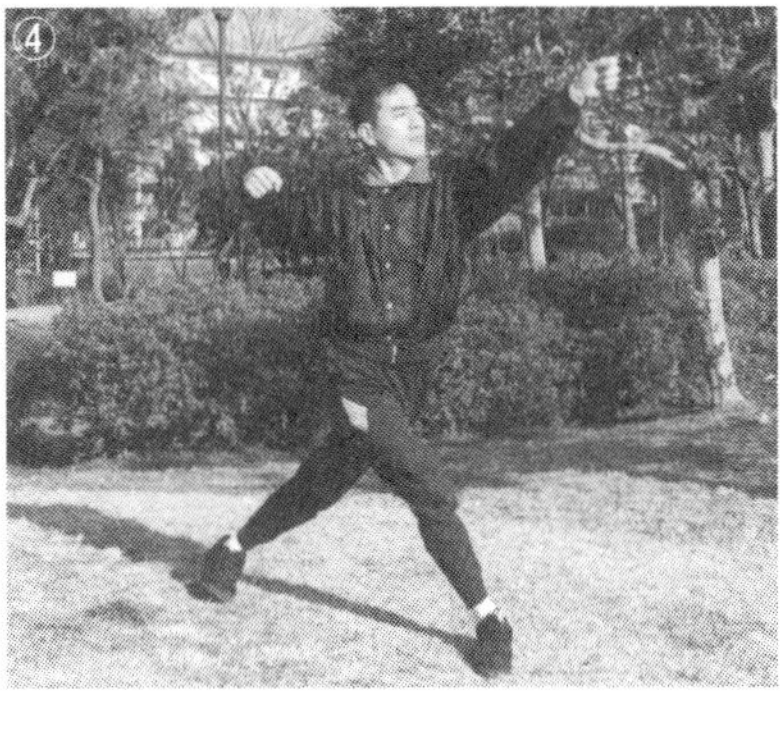
④

十二、火《ひ》の鳥《とり》の型

脇と足全体を柔らかくし、氣血の流れを良くします。

- 基本姿勢（写真A）から、吸いながら左側に両手を伸ばし、吐きながら手の平を下に向けてリラックスします（写真①）。
- 吸いながら右足を大きく右側へ移動し、両手を大きく右側に回します（写真②）。
- 吐きながら上体を左に倒し、左足を伸ばします。
- 左足はつま先を浮かせ、足の裏側を伸ばします。
- 右手は脇を伸ばすように左に倒します。
- 左手は手の甲を胸に付けます（写真③）。
- 吸いながら少し戻り、吐きながらさらに深く倒します。
- 吸いながら上体を元に戻します。
- 吐きながら両手を横から大きく下ろし、基本姿勢（写真A）に戻ります。

◆火の鳥の型

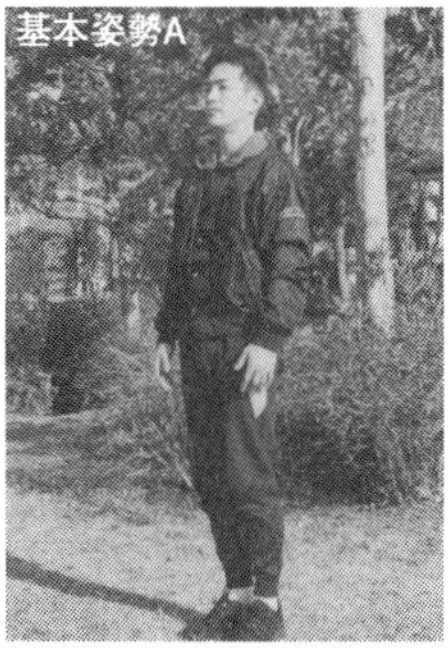
基本姿勢A

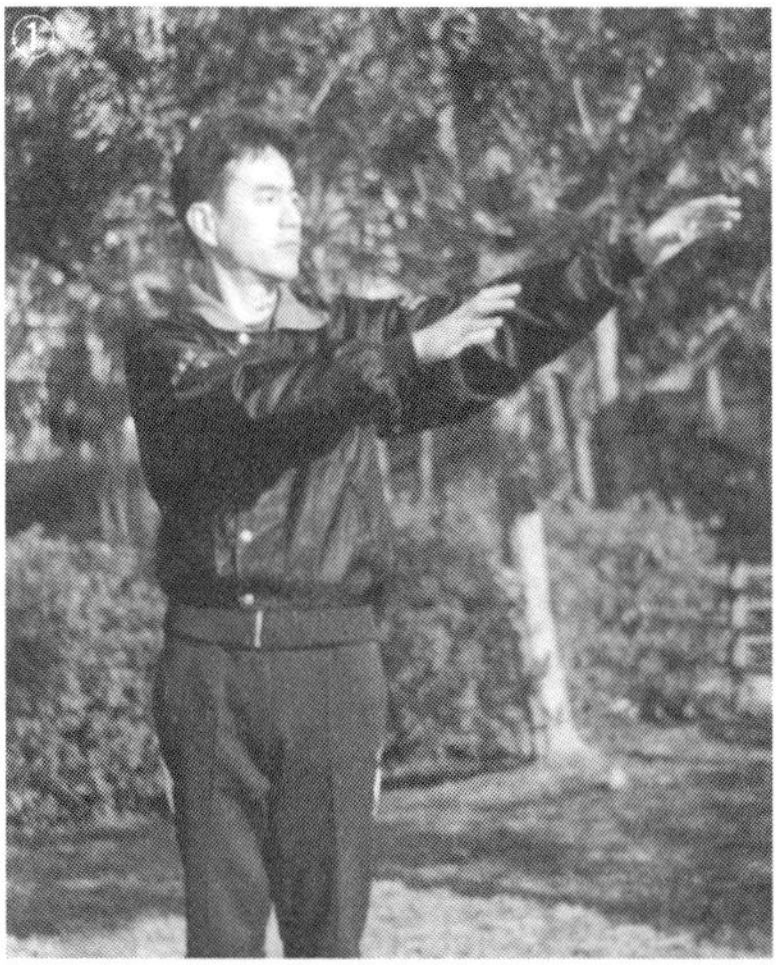
①

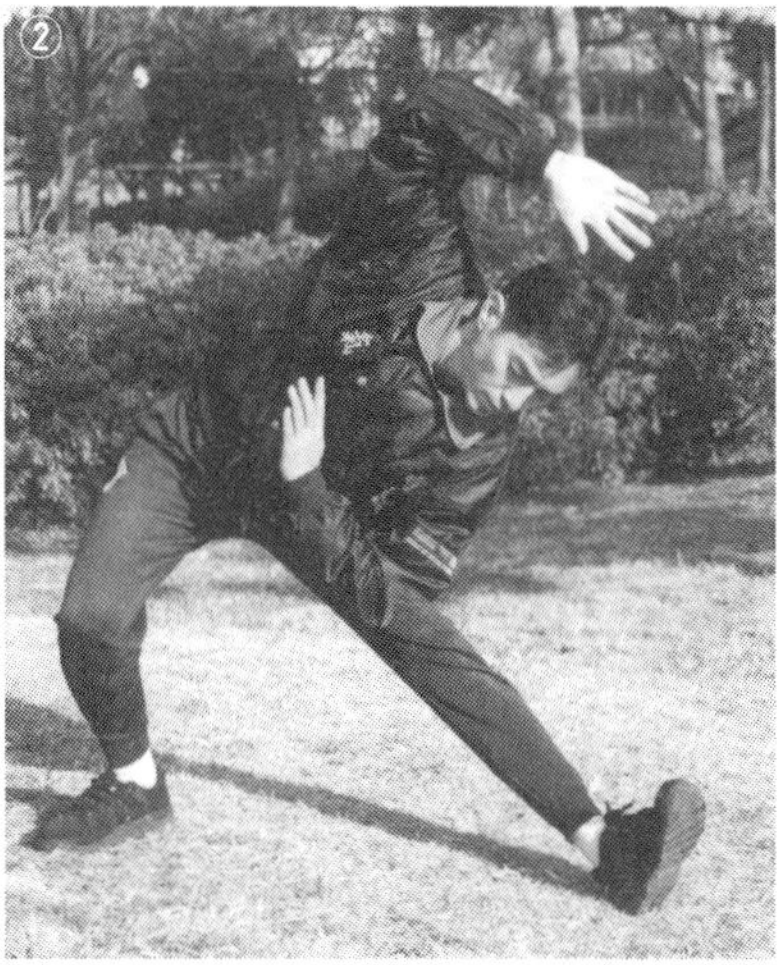
②

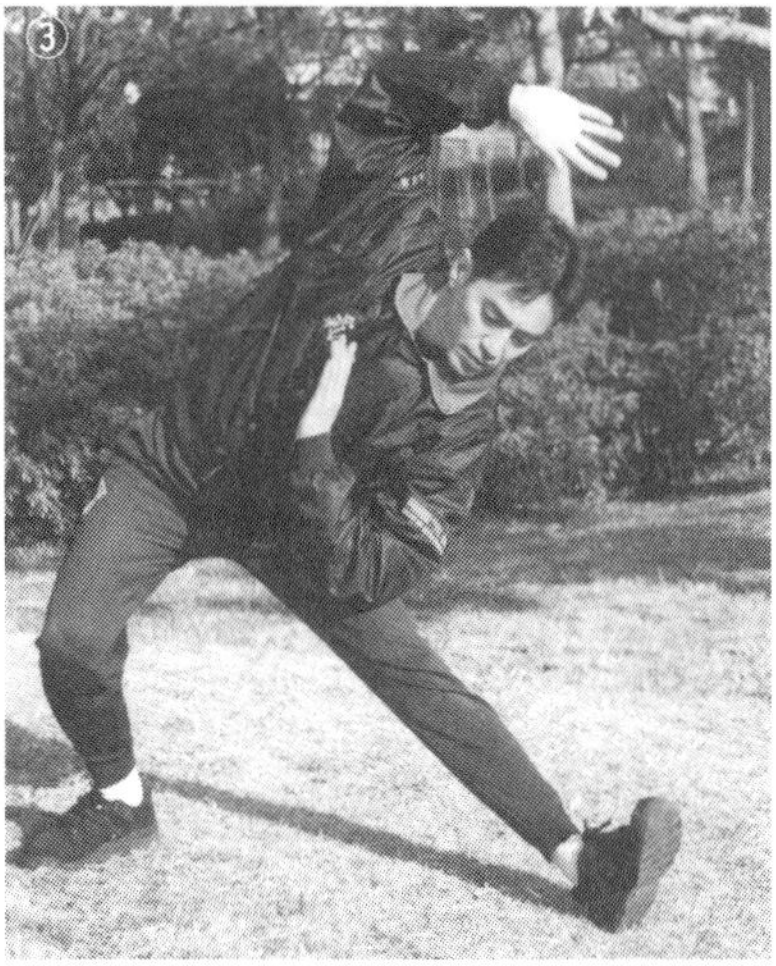
③

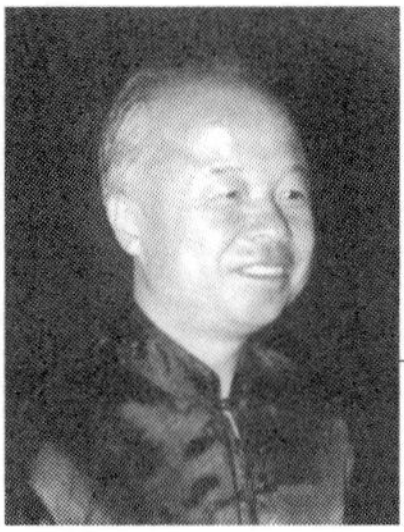

著者紹介

松本　祐
Yutaka Matsumoto

昭和24年（1949年）長崎県佐世保市生まれ。

〈気功家〉
中国奚式気功、師範
国際心氣道主宰
1996年中国、上海で開催された中国武術
国際大会の部で優勝（最優秀演武賞）
〈健康指導〉
横浜市保健所、医師会主催の横浜市民
健康まつり、気功教室等で講演及び指導
〈著書〉
『勇気をください！・・冬なしのはなし』PHP研究所
『百年長持ちする健康住宅』エール出版社
『外断熱住宅はもう古い』エール出版社
『21世紀に伸びる住宅会社の条件』（共著）PHP研究所他

“人も建物も100歳まで元気で生きる”をモットーに、「気功」と「百年健康住宅」普及のため邁進中

昭和57年　近代ホーム株式会社設立
　　　　　代表取締役社長

《国際心氣道　松本道場》
〒234－0054　横浜市港南区港南台4－31－13
事務局　近代ホーム（株）内　吉川和男

《近代ホーム株式会社》
〒234－0054　横浜市港南区港南台4－21－17
TEL 045－833－2622　FAX 045－833－2610
ホームページ　http://www.100kj.co.jp/
Eメール　ymatumoto@mm.neweb.ne.jp

毎日楽しい氣の暮らし

発行日
2002年9月25日初版

著 者
松本 祐

編 集
坂井 泉

装 幀
西尾好恵

発行者
高橋 守

発行元
株式会社 コスモ・テン
〒105-0011
東京都港区芝公園 2-11-17
☎ 03(5425)6300
FAX 03(5425)6303
http://homepage2.nifty.com/cosmo-ten/
E-mail:cosmo-ten@nifty.com

発売元
太陽出版
〒113-0033
東京都文京区本郷 4-1-14
☎ 03(3814)0471
FAX 03(3814)2366

印刷・製本
中央精版印刷株式会社

万一落丁、乱丁の場合はお取り替えいたします。

ISBN4-87666-084-0